Lumira
& Elisabeth Büttner

Gesund und jung durch richtige Ernährung

Das Gesundheitsgeheimnis unserer Familie

TRINITY

Die in diesem Buch gemachten Aussagen können den professionellen Rat eines Arztes oder Heilpraktikers nicht ersetzen. Wer die im Buch vorgestellten praktischen Verfahren anwendet, tut dies auf eigene Verantwortung. Eine Haftung der Autorinnen bzw. des Verlags und seiner Beauftragten für Personen-, Sach- oder Vermögensschäden ist ausgeschlossen.

Bitte suchen Sie bei gesundheitlichen Problemen aller Art einen Arzt Ihres Vertrauens auf und lassen Sie eine individuelle Diagnose erstellen, bevor Sie Ihre Ernährung umstellen.

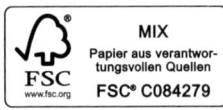

2. Auflage 2017
© 2015 Trinity Verlag in der Scorpio Verlag GmbH & Co. KG, München
Umschlaggestaltung: Guter Punkt, München | www.guter-punkt.de
Umschlagmotiv: Guter Punkt, München, unter Verwendung von Motiven von © thinkstock und © Lumira
Satz: Sabine Dunst, Guter Punkt, München
Bilder: © Nikolai Weidner (S. 80, 84, 86, 89, 96, 98, 99, 101, 108, 109, 110, 113, 114, 117, 118, 120, 121, 123, 124, 126–128, 130–134, 137, 138, 147, 149, 150, 152–154, 156–159, 161, 172, 173, 188); © PhotoAlto (S. 3, 14, 18, 24, 27, 52, 68, 82, 85, 93, 100, 103, 106, 111, 115, 116, 142, 160, 163, 165, 178); © Thinkstock (S. 37, 81, 90, 95, 105, 112, 151, 155, 176, 182, 184); © Sea Wave/ingimage (S. 97)
Druck und Bindung: Print Consult, München
ISBN: 978-3-95550-118-1

Inhalt

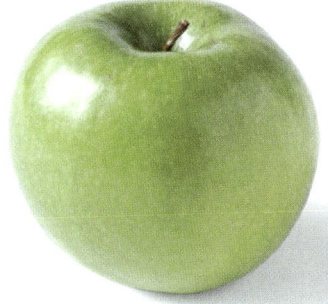

EINFÜHRUNG

In meinen Seminaren stelle ich immer wieder fest, wie groß das Interesse an einer gesunden Ernährung ist. Viele der Teilnehmer sind Ärzte, Therapeuten oder allgemein Menschen, die sich bereits ausgiebig mit dem Thema Ernährung auseinandergesetzt haben – und dennoch sind sie nach wie vor unsicher, sind auf der Suche und fragen: Wann soll ich essen? Wie viel soll ich essen? Wie esse ich? Und natürlich: Was esse ich?

Als ich im Herbst 2014 während meines Seminars *Das Geheimnis des Erfolg-Reichs* drei Stunden nur über das Thema Ernährung sprach, weil so viele Fragen auftraten, war klar: Ein Buch muss her, das aufräumt mit falschen Ernährungsmythen und in klarer, einfacher Sprache die Zusammenhänge zwischen Nahrung, Verdauung, Krankheit und Gesundheit schildert. Viel zu viele Menschen sind heutzutage krank, und zwar durch falsches Essen. Ein chronisch entzündeter Darm ist in unserer Gesellschaft fast zur Norm geworden, ebenso wie Übergewicht, Diabetes, Arthritis, Herz-Kreislauf-Erkrankungen, Hormonstörungen, Kopfschmerzen und Migräne, Hautkrankheiten, Pilze und Parasiten, Blähungen und etliches mehr.

Die traurige Tatsache ist, dass es kaum gesunde Menschen gibt – und das, obwohl uns ein solch breites Angebot an Nahrungs- und Heilmitteln zur Verfügung steht.

Es existieren zahlreiche Mythen über die Ernährung, und es gibt so viele verschiedene Meinungen und Methoden, dass es immer schwerer fällt, sich zurechtzufinden. Mir scheint, dass im Grunde kaum jemand weiß, was wirklich gesund ist. Vielen von uns ist trotz aller Bücher, Studien und Beratungen zum Thema Ernährung nicht klar, welche Rolle die Verdauung spielt. Durch eine teilweise künstliche Nahrung mit Zusatzstoffen, viel Zucker, Fett und Salz ist uns der Instinkt abhandengekommen, der uns sagt, was uns guttut und was nicht. Wir trauen uns nicht mehr, auf unsere innere Stimme und die Bedürfnisse des Körpers zu hören.

Fest steht, dass eine falsche Ernährung die Ursache für die meisten Erkrankungen und Symptome ist. Unser Essen aber soll uns nähren und unsere Gesundheit unterstützen, statt uns krank zu machen. Die richtigen Nahrungsmittel können uns nicht nur gesund und jung erhalten, sondern auch heilen. So hilft zum Beispiel Zimt der Bauchspeicheldrüse, Artischocken und Löwenzahn unterstützen Galle und Leber und Ingwer und Himbeeren stärken das Immunsystem.

Die Deutsche Gesellschaft für Ernährung und andere Institutionen geben Werte vor, wie viel ein Mensch an Kalorien, Eiweiß und Kohlenhydraten, Vitaminen und Mineralien zu sich nehmen soll. Lebensmittelkonzerne und Pharmaunternehmen finanzieren Studien, die diese Theorien beweisen sollen. Jedoch stellen nicht wenige Studien sich im Nachhinein als falsch heraus oder sind widersprüchlich. Wenn wir die Menschen um uns herum betrachten, merken wir, dass grundsätzlich etwas nicht stimmen kann mit unserer Art, sich zu ernähren: Unsere Gesellschaft wird seit Jahrzehnten nicht gesünder, sondern immer kränker.

Daher war es mir wichtig, in diesem Buch Wissen zu vermitteln und auf diese Weise mehr Klarheit und Verständnis zu schaffen – in einfachen Worten und kurzen Textabschnitten. Wenn wir verstehen, wie unsere Verdauung und unser Stoffwechsel funktionieren, können wir anfangen, unsere Ernährungsweise zu überdenken, und sie zu unserem Besten korrigieren. Ich möchte in diesem Buch jedoch keine Dogmen aufstellen. Die optimale Ernährungsweise

und Lebensmittelwahl ist von Mensch zu Mensch verschieden. Daher liegt es in der Verantwortung jedes Einzelnen, seinen körperlichen und geistigen Zustand vor und nach dem Essen wahrzunehmen und seine Ernährung entsprechend darauf abzustimmen.

Dieses Buch richtet sich an alle Menschen, die nach einer gesunden Lebensweise im Einklang mit dem Körper und der Natur streben. Es schafft eine Basis an notwendigem Wissen, die es jedem ermöglicht, mit der Wahl der Nahrungsmittel zu seiner Gesundheit und Verjüngung beizutragen. Ganz besonders werden all jene profitieren, die chronische oder degenerative Krankheiten haben und über- oder untergewichtig sind.

Im ersten Teil des Buches erfährst du alles über das Verdauungssystem, über Nährstoffe und die gesunde Wirkung von Trennkost, veganer Ernährung und Rohkost. Zahlreiche Tipps helfen dir, deine Ernährung schrittweise mit den Bedürfnissen deines Körpers in Einklang zu bringen und zu entgiften. Du lernst auch, wieder darauf zu hören, wonach dein Körper wirklich verlangt – und zwar nicht nach der Packung Chips mit Glutamat, sondern vielleicht nach einem Rohkostrezept, das dir die optimale Menge an Pflanzenstoffen und Energie zuführt, die du gerade brauchst.

Im zweiten Teil des Buches findest du Rezepte für vegane Rohkostgerichte – von urgesunden Smoothies über leichte Suppen, frische Salate, nahrhafte Gemüsegerichte, knusprige Kräcker und Pflanzenmilch bis hin zu köstlichen Desserts. Zahlreiche Gesundheitstipps ermöglichen dir, aus den über 100 Rezepten das jeweils richtige für den Tag auszuwählen, um Krankheiten nachhaltig vorzubeugen, gesund zu werden und zu bleiben. Gesunde gekochte Gerichte für all jene, die (noch) nicht völlig auf vegane Rohkost umstellen möchten, finden sich am Schluss des Buches. Auch sie sind nach den Regeln der Trennkost zusammengestellt und kommen mit wenigen Zutaten aus.

Dieses Buch habe ich mit großer Unterstützung und Mitwirkung meiner Mutter Elisabeth Büttner geschrieben. Ich habe meine Mutter immer wieder in meinen Büchern erwähnt und davon erzählt, dass wir sehr vieles gemeinsam haben und sie meinen spirituellen Weg und meine Lebensweise nicht nur unterstützt, sondern stets begleitet. Meine Mutter wurde 1939 in der Ukraine in eine deutsche Familie geboren und lebt, wie auch ich, seit 1990 in Deutschland. Sie ist Ärztin für Mikrobiologie, hat umfassende berufliche Erfahrung und arbeitete viele Jahre als Dozentin. Für das Entstehen dieses Buches war ihr fundiertes Wissen über Anatomie, Physiologie und Biochemie ganz besonders wichtig.

Hippokrates, der bedeutende griechische Arzt und Vater der abendländischen Heilkunde, sagte einst: »Deine Nahrungsmittel seien deine Heilmittel, und deine Heilmittel deine Nahrung.« In diesem Sinne hoffe ich, mit meinem Buch mehr Klarheit und Verständnis in die Welt zu bringen.

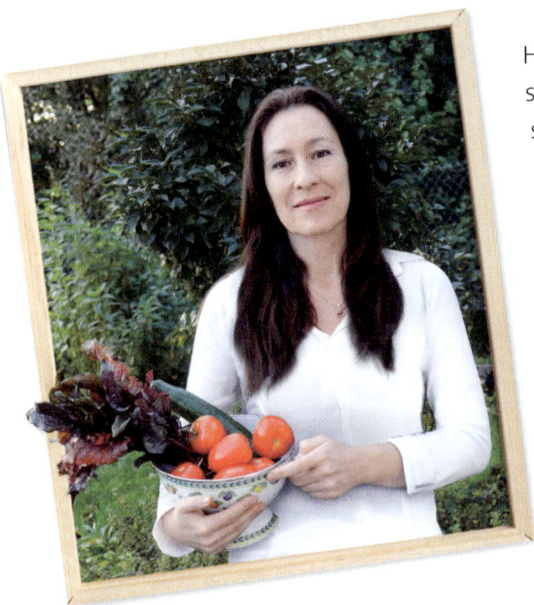

MEIN WEG ZUR OPTIMALEN ERNÄHRUNG

Mein persönlicher Weg zu einer wirklich gesunden Ernährung war lang und holprig. Ich bin 1968 in Kasachstan geboren. Als Kind bekam ich Milchprodukte und Fleisch zu essen, wobei ich Fleisch nicht besonders mochte. Zum Glück gab es das nicht allzu häufig. Kartoffeln, Getreide und Milch waren unsere Grundnahrungsmittel; in Kasachstan haben wir nicht viele Früchte und Gemüse bekommen, besonders nicht im Winter. Ein Apfel oder eine Orange waren immer etwas Besonderes für mich.

Als ich neun Jahre alt war, zogen wir nach Odessa in der Ukraine, ein Land voller Reichtümer. Dort gab es Gemüse und Obst in großer Vielfalt. Mein Vater wollte nach wie vor hauptsächlich Fleisch essen, und so änderte sich nicht viel an unserem Speiseplan. Später als Erwachsene kochte ich für mich immer ohne Fleisch, weil ich den Geruch nach Verwesung sehr unangenehm fand. Milchprodukte aller Art habe ich weiter konsumiert – bis ich eines Tages einen Bauernhof besuchte und die Kühe im Stall sah. Ich begriff, dass diese wunderschönen Geschöpfe niemals hinaus auf die Weide durften und ihr ganzes Leben zwischen dunklen, modrigen Wänden verbringen mussten. Ich sah und fühlte ihr Leid und die unendliche Trauer wegen ihrer Kälber, die ihnen direkt nach der Geburt weggenommen wurden. So wurde ich zur Veganerin.

Oft essen wir Dinge aus Gewohnheit, wir fragen uns nicht, ob die Lebensmittel in unserem Einkaufskorb wirklich gesund für uns sind oder wie sie hergestellt werden. Bis etwas geschieht – bis wir krank werden oder aber erkennen, unter welchen Bedingungen Tiere gehalten, Pflanzen mit Pestiziden behandelt und Verpackungen mit schädlichen Weichmachern hergestellt werden. Dann erwacht in uns der Wunsch, etwas zu verändern – so wie es auch mir erging.

Viele Menschen haben Angst, dass ihnen etwas fehlt, wenn sie bestimmte Lebensmittel weglassen. Sie wollen daher lieber nichts an ihren Gewohnheiten ändern, auch wenn sie dadurch krank und träge werden und ein schlechtes Gewissen den Tieren und der Umwelt gegenüber haben. Auf dem Weg zu einer gesunden Ernährung habe ich mich von vielen Essgewohnheiten getrennt, was nicht immer leicht war. Doch habe ich festgestellt, dass mir heute nichts fehlt und ich mich im Gegenteil viel besser fühle, als es in meiner Kindheit und Jugend der Fall war, wo ich tierische Eiweiße, Brot und viel Gekochtes aß.

Feste Gewohnheiten sind ein starkes Hindernis, um geistig und seelisch zu wachsen. Unsere Natur ist die Wandlung, ist Wachstum; Stillstand hingegen bedeutet für uns Vernichtung: Krankheit vernichtet unseren Körper, wenn wir uns nicht wandeln.

Manche Menschen fangen an, vegetarisch, vegan oder nach den Regeln der Rohkost zu leben, doch nach einigen Tagen oder Wochen haben sie das Gefühl, sie schaffen es nicht, und denken, sie müssten unbedingt ein Stück Fleisch, Käse oder etwas Gekochtes essen. Das ist ganz normal, denn unsere Gewohnheiten sind wie Besetzungen, die uns von unserer Wahrheit wegbringen möchten. Wir alle machen diese Erfahrung. Aber wenn wir uns nach einem kleinen »Ausrutscher« erneut auf unser Ziel besinnen und tierische Produkte weglassen, stellen wir fest, dass wir dadurch innerlich wachsen und standhafter werden. Um die Ernährung umzustellen, brauchen wir ein festes Ziel, das uns leitet, wenn wir Gelüste auf Ungesundes verspüren und künstliche Aromen uns verführen. Uns muss klar werden, was wir gewinnen, wenn

wir uns gesund ernähren, ebenso wie uns klar werden muss, was wir verlieren, wenn wir es nicht tun.

Mir erging es ganz ähnlich. Ich stellte fest, dass Nahrung nicht nur meinen Körper beeinflusst, sondern auch mein Gemüt und mein Energiefeld. Ich erkannte immer mehr, wie meine Ernährungsweise mich unterstützen oder mir schaden kann. Viele Jahre lang hatte ich meinem Körper durch unbewusste Ernährung Schaden zugefügt und war körperlich krank. Erst jetzt verstehe ich das ganze Ausmaß meiner damaligen Unwissenheit und meiner Irrtümer. Ich hätte mir so viel körperliches und psychisches Leid im Leben ersparen können, hätte ich eine Ahnung gehabt, wie, wann und was ich am besten essen sollte. Damit bin ich nicht allein. Meine Mutter und ich haben jedoch die Erfahrung gemacht, dass durch eine achtsame Ernährung viele Symptome stark verringert werden können und der Körper zu heilen beginnt.

Unser Weg war nicht einfach. Meine Mutter und ich haben uns gegenseitig unterstützt und angespornt. Es erfordert eine gute Portion Willenskraft und Mut, seine Lebensgewohnheiten komplett zu verändern. Aber in unserer Familie heißt es – gesagt, getan! Wenn wir uns ein Ziel setzen, dann ziehen wir es auch durch, und zwar konsequent.

Meine Familie musste immer mitziehen. Mein Mann konnte sich früher nicht vorstellen, wie man komplett auf Brot, Butter und Käse verzichten kann. Heute ist es auch für ihn etwas ganz Normales. Sobald der Körper entgiftet ist und wir ihm wieder Gehör schenken können, sind wir in der Lage, den wahren Geschmack jedes einzelnen Nahrungsmittels voll und ganz zu genießen. Dann brauchen wir keine schädlichen Zusätze, Aromen und Zubereitungen mehr, die dem Essen einen künstlichen Geschmack verleihen, sondern freuen uns an unverfälschten Früchten und Gemüsen, die die Natur uns bietet.

Schon der Umstieg zum Veganer brachte uns viele Konflikte, Unverständnis und sogar Feindseligkeit vonseiten anderer. Einige Freundschaften gingen für immer auseinander, und es war letztlich auch gut so. Denn das Schlimmste für Körper, Geist und Seele ist, wenn wir verharren und aufhören, uns weiterzuentwickeln. Entwicklung heißt auch, man verändert sich selbst, und das ist spirituelles Wachstum.

Wenn ich jetzt zurückblicke, muss ich schmunzeln. Nicht nur wegen der Menschen, die sich über unsere Art der Ernährung aufgeregt haben, sondern auch über mich selbst. Denn alles, was ich früher über Ernährung dachte, erscheint mir inzwischen so kompliziert und abgehoben, dass es keiner verstehen und auch nicht verdauen kann. Ich habe alle möglichen Ernährungsweisen an mir selbst über längere Zeit ausprobiert. Ich bin vom Allesesser zum Vegetarier, dann zum Veganer, zum Rohköstler und sogar für kurze Zeit zum Pranier geworden. Pranier sind Menschen, die gar keine oder nur sehr wenig physische Nahrung zu sich nehmen und die Energie aus anderen Quellen beziehen, wie zum Beispiel aus Prana, jener Lebensenergie, die uns alle durchdringt, oder der Sonne. Aber ich glaube nicht, dass wir in der heutigen stressigen Zeit ganz auf physische Nahrung verzichten können. Für mich ist das Zukunftsmusik.

Ernährung ist ein wichtiger Bestandteil meiner spirituellen Entwicklung geworden. Ich bin seit meiner Kindheit hellsichtig und kann meine Aura und meine Chakren im Spiegel wahrnehmen. Ich sehe, wie sehr Nahrung unsere energetischen Zustände stärken oder schwächen kann. Ich habe festgestellt: Je einfacher und natürlicher meine Nahrung ist, desto mehr geistige Fähigkeiten besitze ich. Meinen Seminarteilnehmern empfehle ich daher immer, vor dem Seminar mindestens eine bis drei Wochen auf vegane Ernährung umzustellen und Kaffee, schwarzen und grünen Tee sowie Alkohol ganz wegzulassen. Unseren Geist können wir nur dann optimal gebrauchen, wenn wir unseren Körper rein halten. Bei einer Ernährung mit tierischen Eiweißen wird unser Geist träge. Die feinen energetischen Strukturen, die uns mit unseren medialen Fähigkeiten und der Schöpferkraft verbinden, werden blockiert. Die Schwingung des Körpers wird dadurch dicht und dunkel. Durch die vegane Umstellung und den Verzicht auf Koffein, Alkohol und Nikotin öffnen sich die Blockaden, und der Mensch kann viel leichter und schneller begreifen, dass er selbst ein Schöpfer ist. Die Schwingung des Körpers wird höher und lichter. Daher gehen geistige Entwicklung und Wachstum immer zusammen mit einer bewussten Wahl der Nahrung.

Heute esse ich, wie ich atme: natürlich. Mein Essen ist gewaltfrei und schwingt im Einklang mit der Natur. Ich esse gerne Rohkost und möglichst nur Bioprodukte. Ich versuche, so gut wie es geht, bei Trennkost zu bleiben, werde aber nicht dogmatisch, wenn es mal keine Trenn- und keine Rohkost gibt. Ich trinke gerne frisch gepresste Obstsäfte, ganz besonders mag ich Karottensaft. Wenn ich mir grüne Smoothies zubereite, dann gebe ich nur eine Sorte Obst hinein und mixe diese hauptsächlich mit wilden grünen Blättern. Grün schenkt mir viel Energie und Lebenslust, sodass ich meine Arbeit und meinen Alltag mit Leichtigkeit und Freude bewältige.

Ich trinke fast nur Wasser und im Winter ab und zu Kräutertees, die ich immer erst bis auf etwa 45 °C abkühlen lasse, um meinen Körper nicht mit zu hohen Temperaturen zu belasten. Zusätzlich trinke ich auch Aloe-Vera-Trinkgel, um mich mit guten Vitalstoffen zu versorgen. Im Winter esse ich am Abend gerne eine gekochte Suppe.

Meine Mutter ernährt sich fast genauso wie ich: einfach und bewusst. Sie isst abends auch gerne gekochte Suppen oder einen Hirsebrei. Im Gegensatz zu ihren gleichaltrigen Mitmenschen ist sie voller Vitalität, Beweglichkeit und Geisteskraft. Sie ist gesund und stärker als so mancher junge Mensch.

Wir sind heute sehr glücklich, endlich unsere optimale Ernährungsweise gefunden zu haben. Und auch wenn der Weg hierher lang war, spüren wir jetzt, wie sehr wir täglich dadurch gewinnen.

Unsere Art der Ernährung erfordert Mut – den Mut zur Einfachheit. Wir Menschen sind Meister darin, alles zu verkomplizieren – auch unsere Ernährung. Sobald wir beginnen, wieder einfacher und im Einklang mit der Natur zu essen, entdecken wir, wie viel Kraft und Energie in uns und unserer Nahrung steckt.

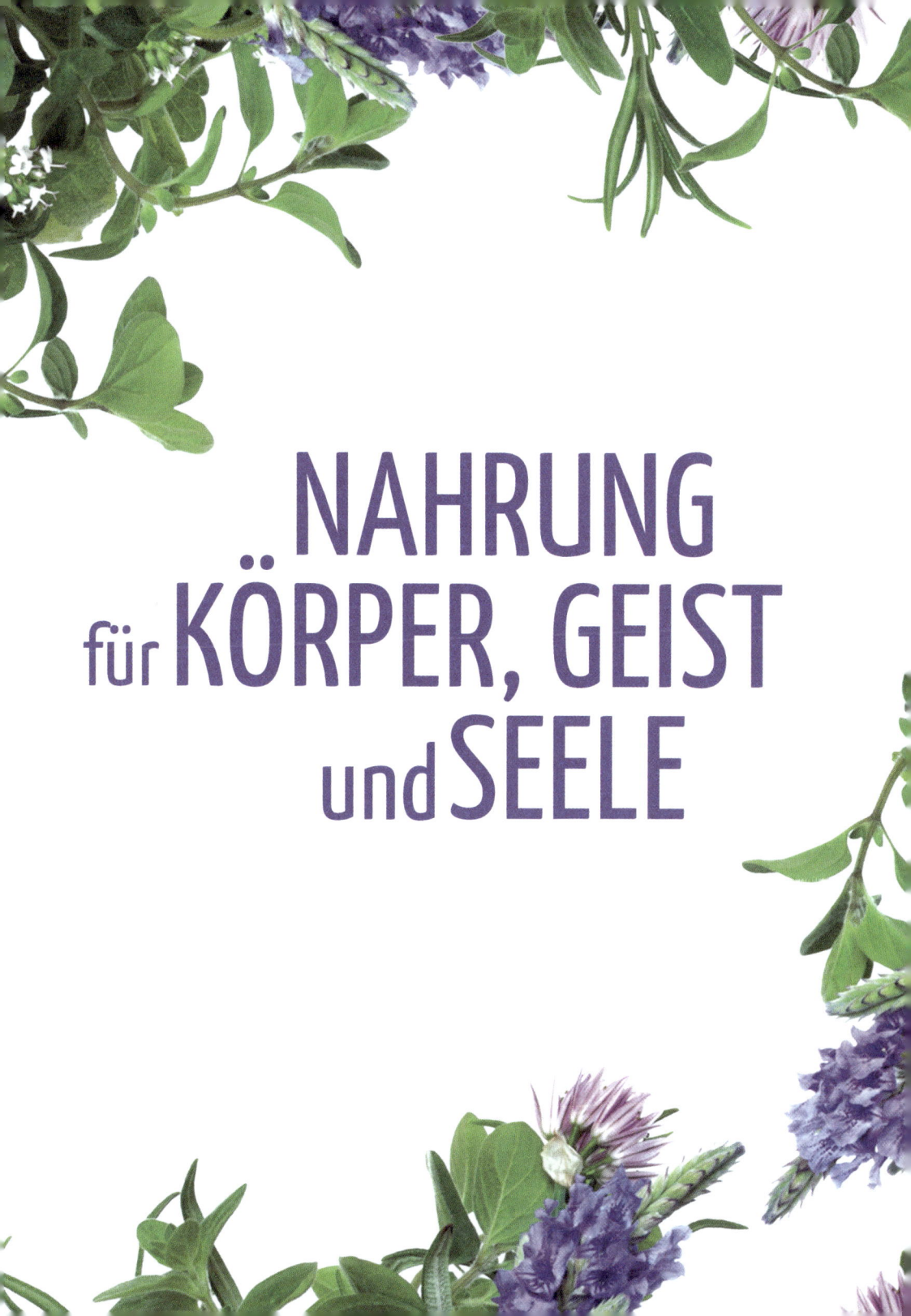

NAHRUNG
für KÖRPER, GEIST
und SEELE

Der Mensch als Ökosystem

Wir Menschen sind göttliche Wesen und eins mit Allem-was-Ist. Wir sind Teile des Universums, und wir sind mit Mutter Erde verbunden. Wir leben auf der Erde und durch die Erde. Unser Sein erfordert von uns, mit der Natur im Einklang zu leben, die Naturgesetze zu beachten und sie zu befolgen. Das ist das Gesetz der Schöpfung – das Prinzip der kosmischen Urliebe.

Der Geburtsvorgang bringt die erste Begegnung mit der lebendigen Materie mit sich: den Mikroorganismen. Auf dem Weg durch den Geburtskanal kommt das Baby in Kontakt mit hilfreichen Bakterien. Mikroorganismen aus dem Darm der Mutter gelangen vor der Geburt in die Brustdrüse und über die Muttermilch in den Verdauungstrakt des Kindes und helfen, seine Darmflora auszubilden. Auch die Haut des Neugeborenen wird besiedelt, und die Mikroorganismen der Mutter und der Umgebung finden einen weiteren Lebensraum. Wir beziehungsweise unser Körper sind für die kleinen Mikroorganismen das, was die Erde für uns ist. So wie die Erde uns nährt, nähren wir zahlreiche Wesen, die mit uns und durch uns leben. Das ist der Mikrokosmos im Makrokosmos.

Die Gesamtheit der Billionen Mikroorganismen wird Mikrobiom genannt und bezeichnet ein eigenes Ökosystem in unserem Körper. Neben Krankheitserregern, die gewöhnlich nur eine verschwindend geringe Anzahl von Keimen innerhalb des Mikrobioms einnehmen, leisten die Mikroben eine immens wichtige Arbeit im Zusammenleben mit uns Menschen. Sie produzieren antimikrobielle Substanzen, die fremde Bakterien fernhalten, sind maßgeblich an unserer Verdauung beteiligt, helfen uns, die aufgenommene Nahrung besser zu verwerten, und wandeln Moleküle und sogar Aromastoffe im Körper um.

In einem gesunden, optimalen Zustand unseres Körpers leben sie mit uns in einer perfekten Symbiose. Bakterien leben durch uns und wir durch sie. Alles ist im Einklang und im Gleichgewicht, solange wir nach den Naturgesetzen leben und uns bewusst und unserer Art gemäß ernähren. Wenn wir aber beginnen, gegen unsere Art zu leben, die

Naturgesetze zu missachten und unsere Nahrung so zu verändern, dass sie nicht mehr unseren natürlichen Bedürfnissen entspricht, gerät alles aus dem Gleichgewicht. In der Folge beginnen einige Arten von Keimen zu wuchern und andere zu unterdrücken, und das Gleichgewicht wird zerstört.

Wer Antibiotika genommen hat, kennt wahrscheinlich diesen Mechanismus. Durch die antibakterielle Wirkung des Medikaments wird die Darmflora in Mitleidenschaft gezogen, manchmal bis hin zum Pilzbefall. Der Körper reagiert mit Magen-Darm-Beschwerden und wird in der Folge anfälliger für weitere Infektionen, gegen die der Arzt meist ein neues Antibiotikum verordnet. Und schon stecken wir mitten in einem Teufelskreis, der uns immer weiter schwächen kann. In solch einem Ungleichgewicht zu leben ist unser heutiges Los, denn in unserer Gesellschaft wird es als ganz normal angesehen, dass der Mensch krank wird.

So, wie wir mit unserem Körper umgehen, verhalten wir uns auch gegenüber der Natur und Mutter Erde. Ein unbewusster Mensch zerstört nicht nur sich selbst, sondern auch seine Umgebung und zieht Krankheit nach sich. Wenn das »Ökosystem Mensch« sich zu verändern beginnt, wirkt sich dies nicht nur unmittelbar auf uns aus, sondern

auch auf unser Erbgut. Krankheiten, deren Ursachen wir noch längst nicht verstehen, können vererbt werden und sich bis weit in die Zukunft hinein negativ auf unsere Nachkommen auswirken. Es ist ein Evolutionsprozess, der in eine Sackgasse führt und in dessen Verlauf die Menschen immer mehr Vitalität verlieren.

All diese Krankheiten müssen aber nicht sein, denn unsere wahre Natur ist es, gesund und im Einklang mit der Erde und Allem-was-Ist zu leben. Um diesen Zustand wieder zu erreichen, ist es notwendig, über unser Leben und unsere Gewohnheiten nachzudenken.

Die Art unseres Lebens und besonders unsere Ernährungsweise bestimmen, in welchem Verhältnis wir zur Natur stehen. Haben wir uns von ihr abgewandt und leben in einer weitgehend künstlichen Welt, machen wir es unserem Körper schwer, sich gesund zu erhalten. Wir verstoßen gegen seine wahre Natur. Die menschliche Art ist es, Vegetarier zu sein und nach der Säuglingsphase, in der wir von menschlicher Muttermilch leben, pflanzliche Nahrung zu uns zu nehmen. Das zeigen bereits die Anatomie und Physiologie unseres Körpers. Wir haben keine spitzen Zähne und keine Klauen, um die Beute zu erlegen und zu reißen. Aber wir haben geschickte Hände und Finger, um

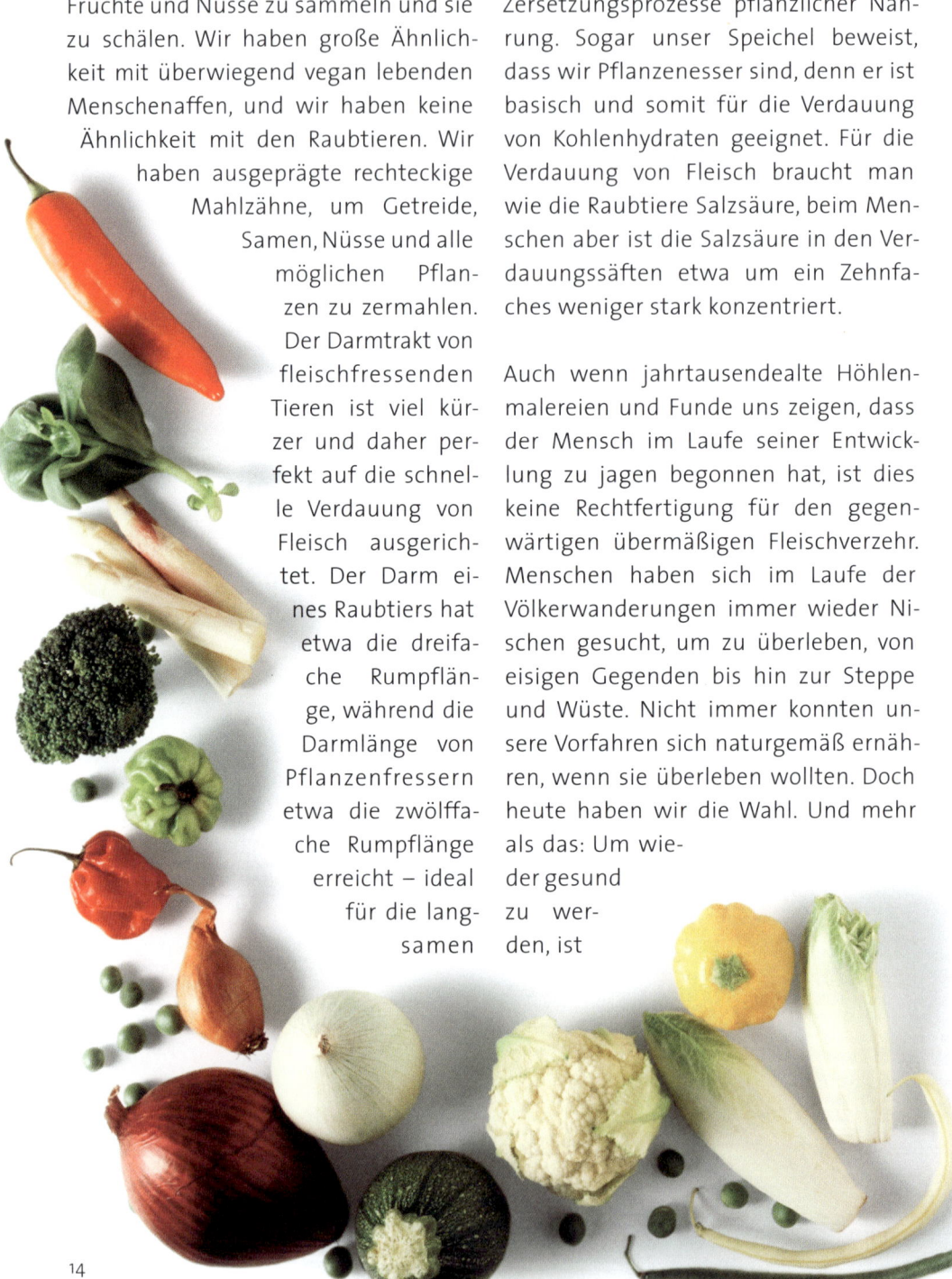

Früchte und Nüsse zu sammeln und sie zu schälen. Wir haben große Ähnlichkeit mit überwiegend vegan lebenden Menschenaffen, und wir haben keine Ähnlichkeit mit den Raubtieren. Wir haben ausgeprägte rechteckige Mahlzähne, um Getreide, Samen, Nüsse und alle möglichen Pflanzen zu zermahlen. Der Darmtrakt von fleischfressenden Tieren ist viel kürzer und daher perfekt auf die schnelle Verdauung von Fleisch ausgerichtet. Der Darm eines Raubtiers hat etwa die dreifache Rumpflänge, während die Darmlänge von Pflanzenfressern etwa die zwölffache Rumpflänge erreicht – ideal für die langsamen

Zersetzungsprozesse pflanzlicher Nahrung. Sogar unser Speichel beweist, dass wir Pflanzenesser sind, denn er ist basisch und somit für die Verdauung von Kohlenhydraten geeignet. Für die Verdauung von Fleisch braucht man wie die Raubtiere Salzsäure, beim Menschen aber ist die Salzsäure in den Verdauungssäften etwa um ein Zehnfaches weniger stark konzentriert.

Auch wenn jahrtausendealte Höhlenmalereien und Funde uns zeigen, dass der Mensch im Laufe seiner Entwicklung zu jagen begonnen hat, ist dies keine Rechtfertigung für den gegenwärtigen übermäßigen Fleischverzehr. Menschen haben sich im Laufe der Völkerwanderungen immer wieder Nischen gesucht, um zu überleben, von eisigen Gegenden bis hin zur Steppe und Wüste. Nicht immer konnten unsere Vorfahren sich naturgemäß ernähren, wenn sie überleben wollten. Doch heute haben wir die Wahl. Und mehr als das: Um wieder gesund zu werden, ist es notwendig, uns auf unsere Natur zurückzubesinnen.

Wenn wir beginnen, ausschließlich pflanzliche, für uns artgerechte Nahrung zu uns zu nehmen, geben wir unserem Körper die Möglichkeit, sich zu erholen und zu regenerieren. Wir kommen wieder in Einklang mit dem Universum und mit uns selbst. Voraussetzung dafür ist, dass unsere Nahrung und unsere Lebensweise natürlich, das heißt ursprünglich, sind.

Gegenwärtig herrscht in den Industrienationen eine künstliche Lebensweise vor. Dies schwächt unsere wahre Natur auf allen Ebenen unseres Seins, nicht nur unser Immunsystem, sondern auch unseren Geist und unsere Seele. Massentierhaltung bedeutet Gewalt, Ausbeutung und Mord. Ein Verzehr von Fleisch, das unter solchen Bedingungen »erzeugt« wurde, kann nicht spurlos an uns vorübergehen. Auch die künstliche, synthetisch hergestellte Nahrung ist für uns sehr schädlich. Sie greift in unser Hormon- und Chakrasystem ein und blockiert unsere medialen und schöpferischen Fähigkeiten.

Künstliches Essen, eine künstliche Umgebung, künstliche Pflanzen und sogar künstliche Haustiere sind für das Universum wie eine Krebszelle, welche die Natur nun zu bekämpfen versucht.

Unser künstliches Leben, das uns heute natürlich erscheint, bringt uns nicht nur Probleme und Krankheiten, sondern es zerstört auch unseren Planeten. Allein schon die Tatsache, dass wir unseren gesunden Instinkt verloren haben, zeigt uns, wie weit wir uns von unserer wahren Natur entfernt haben. In solch einem Zustand fällt es uns zunehmend schwerer zu unterscheiden, was richtig oder falsch ist. Wir glauben der Werbung, geben uns zufrieden mit allgemeinen Empfehlungen und Ergebnissen von Studien, statt uns zu fragen, wessen Interessen diese Studien unterstützen und wer daraus einen Nutzen zieht.

Wenn man den Menschen im Laufe der Evolution betrachtet, so erkennt man, dass er nicht dafür vorgesehen war, komplizierte Menüs mit unzähligen, seltsam zubereiteten Zutaten und einer Fülle von chemischen Zusatzstoffen zu essen. Meiner Ansicht nach klafft hier eine große Lücke zwischen dem, was wir von Natur aus sind, und der Art, wie wir heute leben und uns ernähren. Es scheint ganz so, dass wir uns als Menschen nicht so sehen, wie wir sind: als organische Wesen. Wir identifizieren uns viel mehr mit unserer Kultur, der Gesellschaft und ihren Essgewohnheiten. Dabei vergessen wir, dass unsere Böden durch Ausbeuterei und falsche Bewirtschaftung ausgelaugt sind und unsere Nahrungsmittel immer mehr an Nährstoffen und Geschmack verlieren. Letzterer wird dann durch Zusatzstoffe wie Glutamat verstärkt, was immense Folgen für unseren Geschmackssinn und unseren natürlichen Instinkt hat. Das geht so weit, dass wir sogar das Vertrauen in eine natürliche Ernährung unserer Kinder verloren haben und uns einreden lassen, künstliche Milch und Fertignahrung seien gesünder als Muttermilch. Wir Menschen sind so verhaftet in dieser künstlichen Welt, dass wir die Unsinnigkeit unserer Handlungen nicht mehr durchschauen.

Dabei schenkt uns die Erde doch alles, was wir wirklich brauchen. Es ist an der Zeit, uns zurück auf den Weg zu uns selbst zu machen, in Harmonie mit der Erde und ihren Geschöpfen.

Erhaltung und Pflege der Mikroflora

Mit der Wahl unserer Nahrung können wir viel dafür tun, dass die Mikroorganismen in unserem Körper in einem gesunden Gleichgewicht leben, also weder wuchern noch in zu geringer Anzahl vorhanden sind. Darüber hinaus sollten wir uns so wenigen Chemikalien wie nur möglich aussetzen. Das gilt insbesondere für Substanzen, die in Kontakt mit unserem Körper kommen. Wenn wir unsere Haare mit giftigen Shampoos waschen, sie färben und unsere Haut und die Zähne mit chemischen Substanzen behandeln, zerstören wir das Gleichgewicht der schützenden Mikroflora auf unserer Haut und fügen nicht nur uns, sondern auch der Natur enormen Schaden zu. Ab Seite 180 findest du Tipps für eine natürliche Hygiene, die zugleich entgiftend und harmonisierend auf deinen Körper wirkt.

Die Dickdarmflora

Die Dickdarmmikroflora ist ein wichtiger Teil des Mikrobioms und ist uns von großem Nutzen. Ist sie in einem gesunden Gleichgewicht, produziert sie Substanzen, die dafür sorgen, dass Krankheitserreger, Fäulnisbakterien, Pilze und Viren in der Unterzahl bleiben. In der Darmschleimhaut werden lebenswichtige Immunzellen produziert, die über die Lymphbahnen in den Körper gelangen. Darüber hinaus bildet die Dickdarmmikroflora durch die Zersetzung von Ballaststoffen und Zellulose Vitamine und essenzielle Aminosäuren.

Sie ist verantwortlich für eine geregelte Verdauung und optimale Nährstoffumwandlung. All dies führt uns vor Augen, in welch hohem Maße unsere Gesundheit von einer intakten Darmflora abhängig ist. Doch wie gelingt es uns, das Gleichgewicht innerhalb des Mikrobioms in uns wiederherzustellen und zu bewahren?

Wenden wir uns als Nächstes einem wichtigen Thema zu, das nur allzu selten ausführlich behandelt wird: der Verdauung.

DIE VERDAUUNG

Das Wissen um die Zusammenhänge zwischen Ernährung, Verdauung sowie körperlichem, geistigem und seelischem Wohlbefinden ist so alt wie die Medizin selbst. »Der Mensch ist, was er isst«, sagte der Philosoph Ludwig Feuerbach. Uns allen ist diese Tatsache bewusst, doch handeln wir oft nicht danach, sondern folgen unseren Gewohnheiten und essen unbewusst. Viele unserer Ernährungsgewohnheiten bestehen seit unserer Kindheit und Jugend und wurden von unserem Lebensstil geprägt. Wir hinterfragen sie nur selten und nehmen all die Symptome einer krank machenden Ernährungsweise stillschweigend in Kauf, angefangen von Magen-Darm-Problemen über Sodbrennen und Kopfschmerzen bis hin zu schwerwiegenderen Erkrankungen. Zwischen unserem Bewusstsein, dass wir sind, was wir essen, und unserem Handeln klafft eine große Lücke. Um eine Brücke zu bauen zwischen Gewohnheiten und Gesundheit, ist es mir wichtig, dass du als Erstes verstehst, wie Verdauung funktioniert. Dieses Wissen hilft dir, mit festen Gewohnheiten zu brechen und dich dauerhaft für eine gesunde, gewaltfreie Ernährungsweise zu entscheiden.

In unserer Gesellschaft sind wir es nicht gewohnt, der Verdauung größere Beachtung zu schenken. Das Thema ist uns unangenehm, und so verdrängen wir nur meist, was mit all dem geschieht, was wir den Tag über verteilt mit Genuss, in aller Eile oder ganz nebenbei zu uns nehmen. Aus dem vorangegangenen Kapitel weißt du bereits, dass die Mikroflora des Darms mitverantwortlich für das Immunsystem und die Verdauung ist. Verdauung aber beginnt nicht im Magen und Darm, sondern viel früher – nämlich im Mund.

Wenn wir Nahrung in den Mund nehmen und kauen, beginnt der Verdauungsprozess. Der Körper produziert Speichel, dem Enzyme beigefügt sind. Während des Kauens wird die Nahrung zerkleinert, und Kohlenhydrate werden aufgespalten. Vielleicht hast du selbst schon die Erfahrung gemacht, dass Nahrungsmittel, je länger du sie kaust, ihren Geschmack verändern und süßer werden. Wenn du dir die Zeit nimmst, bewusst und lange zu kauen, kannst du den Verdauungsvorgang unterstützen und damit deinen Magen entlasten. Das Kauen hilft auch, den Speisebrei zu durchfeuchten, was deine Speiseröhre schützt. Wenn die Nahrung nicht ausreichend gekaut wird und noch zu trocken ist, kann das unangenehme Symptome verursachen und die Schleimhaut deines oberen Verdauungstrakts reizen. Auch zu heiße Speisen und Getränke wirken sich schädlich auf die Schleimhaut aus.

Der Speisebrei gelangt durch wellenförmige, reflexhafte Bewegungen durch die Speiseröhre in den Magen. Am Eingang zum Magen befindet sich der Magenmund, ein Ringmuskel. Bei manchen Menschen, die zu spät und zu viel essen, lässt die Elastizität des Ringmuskels nach, was saures Aufstoßen verursacht (Reflux).

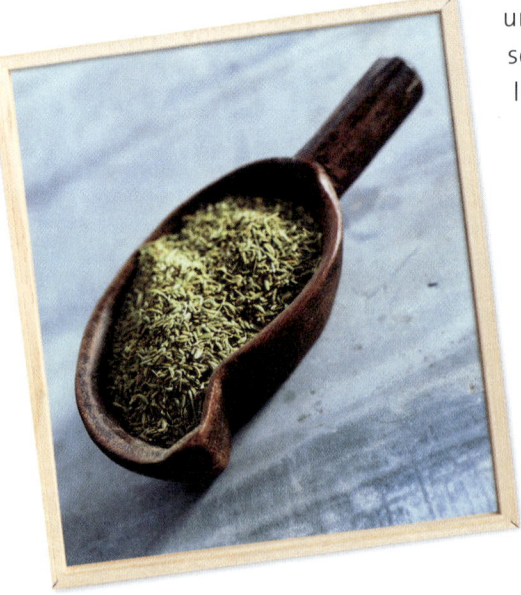

Im Magen wird die Nahrung weiter verdaut. Drüsen in der Schleimhaut produzieren den enzym- und salzsäurehaltigen Magensaft, der insbesondere für die Eiweißaufspaltung sorgt. Je mehr Eiweiß die Nahrung enthält, desto saurer ist der Magensaft. Ist die Nahrung sehr fetthaltig, verlangsamen sich die Bewegungen der Magenmuskulatur, der Speisebrei liegt länger im Magen und belastet das Verdauungssystem. Daher kommt auch unsere Redewendung: »Mir liegt etwas im Magen.«

Ein gesunder Magen hat ein Volumen von ca. 250 bis 350 ml. Wer dies bei der Größe der Portionen im Auge behält, kann enorm zu seiner Gesundheit beitragen. Viele Menschen essen zu viel, der Magen dehnt sich dabei aus, und die Schleimhaut wird zu dünn. Dies wirkt sich ungünstig auf den Verdauungsprozess aus und verlängert ihn zusätzlich. Aber nicht nur die angemessene Menge der Nahrung ist entscheidend für eine gesunde Verdauung, sondern auch genügend Zeit zwischen den einzelnen Mahlzeiten.

Jede Nahrung hat eine unterschiedliche Verdauungsdauer (siehe Seite 25), und daher ist es wichtig, darauf zu achten, dass man den Abstand zwischen den Mahlzeiten einhält, damit alles wirklich ganz verdaut wird. Fleisch braucht je nach Sorte und Verarbeitung 6 bis 8 Stunden, Wurstwaren sogar bis zu 12 Stunden und Kohlenhydrate in Form von Getreiden etwa 4 Stunden, bis sie Magen und Zwölffingerdarm verlassen. Gemüse benötigt 1 bis 2 Stunden, Pilze jedoch 7 Stunden und Obst etwa 1 Stunde. Wenn man die unterschiedlichen Nahrungsmittel miteinander mischt, ist die Verdauungsdauer in der Regel noch länger.

Vom Magen aus gelangt die Nahrung portionsweise in den Zwölffingerdarm. Im gesunden Zustand wird die Nahrung erst dann weiterbefördert, wenn der Verdauungsvorgang im Magen abgeschlossen ist und die Säure, die für die Verdauung nötig war, wieder neutralisiert ist. Dann öffnet sich der Magenpförtner, der die Nahrung in den Zwölffingerdarm mit seinem basischen Milieu weiterleitet. Wenn aber der Magen zu ausgedehnt ist, weil wir zu viel gegessen haben, oder wir zu früh wieder etwas essen, kann auch halb verdauter, magensäurehaltiger Speisebrei in den Zwölffingerdarm gelangen, was sich sehr negativ auf unsere Gesundheit auswirkt. Das Basenmilieu im Zwölffingerdarm wird empfindlich gestört, und der weitere Verdauungsprozess kann nicht optimal ablaufen. Unzureichend verdautes Essen wird weiter in den Darm geschoben und beginnt dort zu gären. Die Fäulnisstoffe und -gase belasten unseren Körper und wirken sich auf die Darmflora aus.

Im Zwölffingerdarm beginnen die chemischen Prozesse der Fettverdauung, denn hier münden die Gallen- und Bauchspeicheldrüsensäfte. Gallenflüssigkeit wird in der Leber produziert. Sie ist reich an Fettenzymen und wird in der Gallenblase aufbewahrt. Wenn fettreicher Speisebrei in den Zwölffingerdarm gelangt, zieht sich die Gallenblase zusammen und entleert die Gallenflüssigkeit, die sich mit der Nahrungsmasse vermischt. Nach der Verdauung der Fette wird die Gallenflüssigkeit zurück in die Leber geführt, wo sie für den nächsten Verdauungsvorgang aufbereitet wird. Wenn wir sehr fette und tierische Nahrung zu uns nehmen, wird das Verhältnis von Gallensäure zu Cholesterin gestört. Das Cholesterin kann verklumpen und sogenannte Cholesterinsteine in der Galle bilden. Diese können sich durch die Kontraktion der Galle in den Gallengang bewegen und damit den Abfluss der Gallenflüssigkeit blockieren, was zu äußerst schmerzhaften Koliken führt.

Der Bauchspeichel enthält nicht nur Fettenzyme, die die Enzyme aus der Gallenflüssigkeit ergänzen, sondern auch Eiweiß- und Stärkeenzyme, die die übrigen Bestandteile der Nahrung weiter aufspalten. Um diesen Vorgang zu unterstützen, ist es wichtig, die Nahrung gut zu kauen und dem Magen zwischen den Mahlzeiten ausreichend Zeit zum Verdauen zu geben.

Im Ayurveda nennt man diesen Prozess der Nahrungsaufspaltung *Agni*, Verdauungsfeuer. Es schenkt uns Wärme und Wohlbefinden. Wenn nicht ausreichend vorverdautes Essen in den Zwölffingerdarm gelangt, wird das Verdauungsfeuer geschwächt. Der Körper kann wichtige Nährstoffe nicht aufnehmen, da sie nicht vollständig aufgespaltet werden, was trotz ausreichender Nahrungsaufnahme zu Mangelerscheinungen führt. Diese bringen körperliche und geistige Unzufriedenheit mit sich, verringern unsere Vitalität und schwächen das Immunsystem.

Aus dem Zwölffingerdarm wird die verdaute Nahrung weiter in den Dünndarm transportiert. Hier gelangen die wichtigen Nährstoffe über die Darmzotten ins Blut und von dort in die Zellen. Doch mit den Nährstoffen dringen auch Schlacken in unseren Körper und müssen mithilfe von Leber, Nieren, Lunge und Haut wieder ausgeschieden werden. Je belasteter die Nahrung ist, desto mehr Abfallstoffe gelangen ins Blut und von dort weiter in das Gewebe und in die Gelenke. Manchen Stoffen gelingt es sogar, die Blut-Hirn-Schranke zu überwinden, was große Konsequenzen für den Körper hat. Neben Alkohol, dessen Auswirkungen auf das Gehirn bekannt sind, können auch Geschmacksverstärker und manche E-Stoffe die Blut-Hirn-Schranke überwinden und giftige Substanzen wie Schwermetalle, allen voran Aluminium, direkt in das Hirn transportieren. Aluminium gilt nach dem heutigen Stand der Forschung als mit an der Entstehung von Alzheimer beteiligt, während der künstliche Süßstoff Aspartam in Verdacht steht, Hirntumore zu verursachen.

Bei der Verdauung und beim chemischen Prozess im Dünndarm bilden sich bis zu 15 Liter Wasser und 200 bis 2000 ml Gase. Wasser und Gase werden vom Darm teilweise wiederaufgenommen, der Rest wird in den Dickdarm geleitet, wo weitere Gase gebildet werden. Gase bestehen aus Stickstoff, Sauerstoff, Kohlendioxid, Wasserstoff, Methan, Schwefelwasserstoff, Ammoniak und anderen.

Im Dünndarm werden rund 90 Prozent der verdaulichen Nahrungsbestandteile aufgenommen. Von hier aus gelangt die übrige Masse in den Dickdarm, das Reich der Bakterien. Sie zersetzen die Speisereste weiter und ziehen die letzten verwertbaren Nährstoffe heraus. Im Dickdarm wird das restliche Wasser aufgenommen, die Fäkalien werden zusammengepresst und weiter in den Mastdarm geleitet, wo sie ausgeschieden werden.

Werfen wir an dieser Stelle einen genaueren Blick auf die Arbeit des Dickdarms.

Die Mikroflora

Die Billionen Mikroorganismen in unserem Darm haben ganz unterschiedliche Aufgaben. Eine gesunde Besiedelung des Dickdarms mit Bakterien ist für den menschlichen Körper daher aus mehreren Gründen wichtig.

Die Bedeutung für das Immunsystem habe ich bereits auf Seite 17 erwähnt.

»Gute« Bakterien helfen, das Gleichgewicht der Mikroflora aufrechtzuerhalten. Sie verhindern darüber hinaus, dass Fremdstoffe wie zum Beispiel Allergene in die Darmwand eindringen und von dort ins Blut und Gewebe gelangen. Somit schaffen sie eine wichtige Barriere und schützen den Körper.

Ein Teil der Mikroorganismen wandelt Ballaststoffe um in Substanzen, die die Dickdarmschleimhaut ernähren und einer Verstopfung vorbeugen, indem sie die Darmbewegung (Peristaltik) anregen. Ein weiterer Teil der Mikroorganismen ist in der Lage, Enzyme und Vitamine (insbesondere B-Vitamine und K2) zu bilden. Ohne eine intakte Mikroflora würden wir unter einem Vitamin- und Nährstoffmangel leiden.

Zur Mikroflora gehören proteolytische Bakterien, die die restlichen Eiweiße im Speisebrei aufspalten und sich aus Produkten aus deren Zersetzung ernähren. Dabei verursachen sie Fäulnis und erzeugen Gase und Rückstände.

Die amylolytischen Bakterien hingegen benötigen für ihre Lebenserhaltung Substanzen aus der Verwertung von Kohlenhydraten (Stärke) und Ballaststoffen. Zu ihnen gehören unter anderem die probiotischen Bakterien. Probiotische Bakterien wie Lakto- und Bifidabakterien sind die Gegenspieler von Fäulnisbakterien und überlebenswichtig für den menschlichen Körper. Wenn sie nicht in ausreichender Anzahl vorhanden sind, kann die Nahrung nicht vollständig verdaut und ausgeschieden werden. Unverdaute Nahrungsreste aber bieten den Fäulnisbakterien eine Grundlage zum Wachsen, womit sich das Ungleichgewicht der Darmflora immer weiter negativ verändert und zahlreiche Krankheiten nach sich zieht. Hippokrates sagte: »Der Tod sitzt im Darm.« Doch auch die Gesundheit sitzt im Darm, und es liegt in diesem Fall an uns, wofür wir uns entscheiden!

In einem gesunden menschlichen Körper sind die meisten Bakterien nützlich und hilfreich, um Lebensmittel zu verdauen und wichtige Stoffe zu synthetisieren.

Der Blinddarm

Der Blinddarm ist Teil unseres Immunsystems und weist zahlreiche Lymphfollikel auf. Hier vermehren sich die probiotischen Bakterien, insbesondere Bifida, und überleben auch in »Zeiten der Not«, zum Beispiel wenn der Körper einer Chemotherapie, Bestrahlung oder starken Antibiotikatherapie ausgesetzt ist und es zu einer Dysbakterie, einer empfindlichen Störung der Bakterienflora, kommt. Aber auch andere Faktoren haben einen negativen Einfluss auf unsere Flora und können ebenfalls eine Dysbakterie verursachen.

Bifidabakterien halten Salmonellen und andere Erreger unter Kontrolle und sind wichtig für Menschen, die ein Reizdarmsyndrom entwickelt haben. Sie stehen darüber hinaus mit dem Immunsystem in Verbindung und regen die Bildung bestimmter Antikörper an.

Menschen, die den Blinddarm durch eine Operation verloren haben, sind mehr gefährdet, an einer Dysbakterie zu leiden. Wenn der Blinddarm entfernt ist, übernimmt mit der Zeit der untere Teil des aufsteigenden Dickdarms dessen Aufgabe. Wer am Blinddarm operiert wurde, sollte gut darauf achten, dass die Darmflora ausgewogen ist, und sich bewusst ernähren.

Eiweiße tierischer Herkunft können das Wachstum von Fäulnisbakterien begünstigen und eine starke Entzündung der Darmschleimhaut verursachen, die durch mikrobischen Befall entsteht. Diese Entzündung kann auch den Blinddarm in Mitleidenschaft ziehen.

Mehrtägiges Fasten und eine Darmreinigung können den Blinddarm retten, doch das darf nur unter Aufsicht eines Arztes geschehen. Infolge der Entzündung sammelt sich viel Eiter an, was zu einem lebensgefährlichen Durchbruch des Blinddarms führen kann. Um eine Blinddarmentzündung zu vermeiden, ist es wichtig, sich gesund und möglichst vegan zu ernähren.

Darmzotten

Die Darmzotten sind stark durchblutete, fingerförmige Erhebungen, die der Aufnahme von Stoffen aus dem Nahrungsbrei im Dünndarm dienen.

Nachdem tierisches Eiweiß, Milchprodukte, helle Auszugsmehle, glutenhaltige Mehle und Zucker stark schleimbildend wirken, sammelt sich dieser Schleim vermehrt an den Darmwänden. Über die Jahre verkleben solche Ansammlungen die Darmzotten und bilden schließlich eine fes-

te Schicht mit enormen Mengen an zurückgehaltenem Kot, die eine natürliche Darmbewegung stören. Sind die Darmzotten verklebt, können sie ihre Funktion nicht mehr erfüllen und die Nährstoffe aus der Nahrung nur unzureichend an das Blut abgeben. So kommt es trotz ausreichender Nahrungsaufnahme zu starken Mangelerscheinungen und unterschiedlichen Krankheitsbildern, wie zum Beispiel Migräne und Allergien. Auch Übergewicht kann die Folge sein, da man sich ständig hungrig fühlt, obwohl man gerade gegessen hat.

Der Dickdarm hat keine Zotten, doch seine Schleimhaut ist gefaltet. Ist die Darmflora im Ungleichgewicht, kommt es zu vermehrten Fäulnisprozessen, Verstopfung und anderen, oben beschriebenen Reaktionen. Nahrungsreste können Krusten voller Abfall- und Giftstoffe bilden, die sich in den Schleimhautfalten festsetzen. Auf diese Weise wird der Körper jahrelang von innen heraus vergiftet.

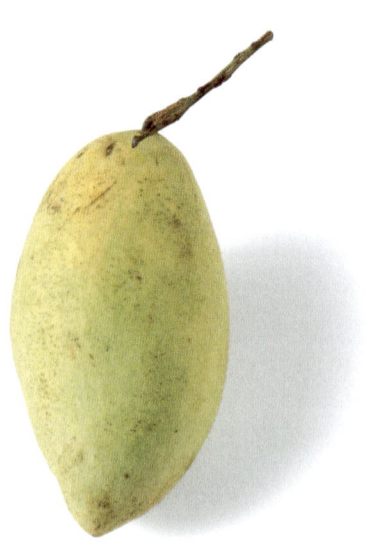

Das Säure-Basen-Verhältnis im Verdauungstrakt auf einen Blick

Das natürliche Milieu in unserem Verdauungstrakt ist:

» Mund – basisch

» Magen – sauer

» Zwölffingerdarm – basisch

» Dünndarm – basisch

» Dickdarm – basisch

Falsche Nahrung, mangelndes Kauen, zu viele Mahlzeiten in zu kurzer Zeit, künstliche Stoffe und Medikamente stören das natürliche Milieu in unserem Verdauungstrakt. Umgekehrt sorgen eine bewusste Ernährung, Lebensmittel auf rein pflanzlicher Basis und richtiges Essen dafür, das Milieu und somit die Mikroflora sowie die Schleimhäute gesund zu erhalten.

Die Verdauungsdauer

Wie oben erwähnt, hat jedes Nahrungsmittel eine bestimmte Verweildauer im Magen und Zwölffingerdarm. Die folgenden Zeiten sind ungefähre Angaben, denn neben der Nährstoffbilanz der Nahrung spielt es auch eine Rolle, ob das Essen gemischt wurde, ob zu der Mahlzeit getrunken wurde, ob Alkohol konsumiert wurde und ob der Mensch gesund ist. Auf jeden Fall sollte man möglichst darauf achten, dass man nicht vor der angegebenen Zeit weiter isst, um den Verdauungsvorgang nicht zu stören.

» **Fleisch:** 6 bis 8 Sunden

» **Wurstwaren:** bis 12 Stunden

» **Fisch:** etwa 4 Stunden

» **Joghurt:** 2 Stunden

» **Käse:** etwa 6 Stunden

» **Pilze:** etwa 7 Stunden

» **Kohlenhydrate (Getreide, Brot, Süßwahren):** etwa 4 Stunden

» **gekochtes Gemüse:** 2 bis 4 Sunden

» **rohes Gemüse:** 1 bis 2 Stunden

» **gekochtes Obst:** 2 Stunden

» **gekochtes Obst mit Zucker:** bis zu 4 Stunden

» **frisches Obst:** etwa 1 Stunde

» **frisch gepresste Gemüsesäfte:** 15 Minuten

Wenn wir das Essen durch gleichzeitiges Trinken verdünnen, kann wie erwähnt die Verweildauer verlängert werden, ganz besonders dann, wenn es sich um Säfte, Alkohol und zuckerhaltige Getränke handelt. In dem Fall addiere 4 Stunden zur normalen Verweildauer hinzu. Im besten Fall sollten wir zum Essen nichts trinken, und wenn, dann nur wenig und stilles Wasser.

Ungünstige Kombinationen von Nahrungsmitteln können die Verdauungsdauer ebenso erhöhen. Aus diesem Grund empfehle ich strikte Trennkost (siehe Seite 45). Damit keine unverdaute Nahrung in den Zwölffingerdarm gelangt und das Milieu schädigt, sind ausreichende Pausen zwischen der Nahrungsaufnahme wichtig. Und auch die Reihenfolge, in der wir die verschiedenen Lebensmittel essen, ist von Bedeutung (siehe ab Seite 39).

Mit diesen Grundkenntnissen zur Verdauung fällt es uns leichter, mit alten, schädigenden Gewohnheiten zu brechen und uns bewusst und den Anforderungen des Verdauungssystems gemäß zu ernähren. Das Zusammenspiel der Drüsen, einzelner Organe und Bakterien ist einzigartig. Es liegt an uns, das Gleichgewicht dieses Systems zu fördern und unsere Nahrung bewusst auszuwählen, sodass wir gesund bleiben und unser Essen genießen können.

DIE HAUPTBESTANDTEILE UNSERER NAHRUNG

Eiweiß

Eiweiße (Proteine) sind wichtige Bausteine unseres Körpers und mit an der Bildung der Zellstruktur und unseres Gewebes (Kollagen, Keratin, Nägel) beteiligt. Auch die Bildung von Enzymen, Antikörpern, Hormonen und der Transport von Stoffen, wie Sauerstoff (Hämoglobin) und Eisen, benötigen Protein. Damit nicht genug: Sogenannte Rezeptorproteine nehmen Reize auf und leiten sie weiter ans Gehirn, und in Form von Actin und Myosin sorgen Proteine dafür, dass chemische Energie in mechanische umgewandelt wird und wir unsere Muskeln bewegen können.

Proteine bestehen aus Aminosäuren, wobei jedes nach seiner Funktion aus unterschiedlich vielen zusammengesetzt ist. Sie sind ein essenzieller Bestandteil unserer täglichen Nahrung. Als Quellen dienen uns Menschen pflanzliche und tierische Eiweiße. Darüber hinaus produziert der menschliche Körper sein Eiweiß selbst, und zwar nicht nur während der Verdauung, wo es in Aminosäuren zerlegt und zu dem Protein zusammengesetzt wird, das der Körper gerade benötigt. Die Produktion von Eiweiß durch den Körper geschieht durch stickstoffbindende Bakterien, die sich in den oberen Atemwegen sowie im

Dickdarm befinden. Stickstoff ist ein Teil der Luft, die wir atmen. Nach der Berechnung des russischen Wissenschaftlers Witold Wolfski kann der menschliche Körper bis zu 112 Gramm Eiweiß pro Tag bilden.[1]

Tierische Eiweiße sind in Fleisch, Fisch, Eiern und Milchprodukten enthalten. Lange Zeit nahm man an, dies sei die einzige Eiweißquelle, die alle notwendigen Aminosäuren enthält, und so wurde ihrem Konsum zu viel Bedeutung beigemessen.

Pflanzliche Eiweiße sind in Nüssen, Samen, Getreide und Pflanzen, wie grünen Blättern und Kräutern, enthalten. Auch Gemüse und Obst enthalten Eiweiße, wenn auch nicht in sehr großen Mengen.

Der Eiweißgehalt von Lebensmitteln im Vergleich:

» **Schweinefleisch:** 14,6 %

» **Rindfleisch:** 18,9 %

» **Erdnüsse:** 26,3 %

» **Mandeln:** 18,6 %

» **Haselnüsse:** 16,1 %

» **Sonnenblumenkerne:** 20,7 %

» **Hafer:** 12,0 %

» **Buchweizen:** 12,6 %

» **Weizen:** 9,9 %

» **Karotten:** 1,3 %

» **Tomaten:** 1,0 %

» **Äpfel:** 0,4 %

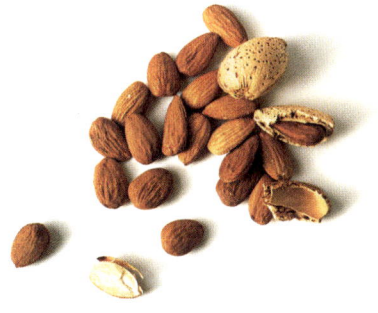

---

1   siehe Galina Schatalova: *Wir fressen uns zu Tode*,
    Seite 148–149

Darum, wie viel Eiweiß der Mensch täglich zu sich nehmen sollte, ranken sich viele Mythen. Empfohlen werden gegenwärtig 0,8 Gramm pro Kilogramm Körpergewicht, bei schwerer körperlicher Arbeit und Sport entsprechend mehr. Diese Theorie hat inzwischen Fuß gefasst, viele Menschen glauben daran und ernähren sich und ihre Kinder nach diesem Prinzip. Darüber gerät in Vergessenheit, dass es sich um eine Annahme handelt, die umstritten ist: Manche Wissenschaftler beharren nämlich darauf, dass der Körper mehr Eiweiß benötigt, während andere betonen, dass zu viel Eiweiß das Risiko von Herz-Kreislauf-Erkrankungen erhöht, die Nieren schädigt und Hautkrebs begünstigt. Einige vegan lebende Spitzensportler, unter ihnen auch Bodybuilder, kommen ganz ohne zusätzliches pflanzliches Proteinpulver aus, und viele Menschen, die weniger Eiweiß als empfohlen zu sich nehmen, fühlen sich fitter, als die Wissenschaft es für möglich hält.

Ein weiterer Mythos besagt, dass sogenannte essenzielle Aminosäuren, die der Körper nicht selbst synthetisieren kann, nicht in pflanzlichen Nahrungsmitteln enthalten seien. Dies hat sich inzwischen als falsch herausgestellt, auch wenn es nach wie vor als Tatsache verbreitet wird.

Um sich in diesem Durcheinander aus Annahmen und Theorien zurechtzufinden, ist es wichtig, wieder auf den Körper hören zu lernen. Er schickt uns nämlich die richtigen Signale, um sich gesund zu erhalten.

Betrachten wir, wie der Körper auf tierische Eiweiße reagiert.

Eiweiß aus tierischen Quellen

Tierische Eiweiße haben eine sehr lange Verdauungszeit. Ein Steak von 100 Gramm bleibt bis zu 8 Stunden im Magen und Wurst sogar noch länger. Das heißt: Um eine Übersäuerung des Dickdarms zu vermeiden, muss man nach dem Essen von Fleischprodukten 8–12 Stunden warten, bis man wieder etwas isst.

Die Verdauung von tierischem Eiweiß in unserem Körper schafft ein saures Milieu, in dem alle möglichen gesundheitsschädlichen Bakterien und Parasiten sehr gut gedeihen können. Auch die bei der Verdauung von tierischem Eiweiß vermehrt entstehenden giftigen Stoffwechselprodukte, wie zum Beispiel Ammoniak, machen uns krank und lassen das Risiko für chronisch entzündliche Darmerkrankungen steigen. Tierische Eiweiße verlangsamen darüber hinaus die Darmperistaltik und sorgen für Verstopfung.

Das ist noch nicht alles. Wer Fleisch, Fisch oder Wurst isst, nimmt gleichzeitig auch eine große Menge an Fetten und Cholesterin zu sich. Antibiotika und Hormone, die den Tieren im Rahmen der Massentierhaltung verabreicht werden, gelangen ins Fleisch, aber auch in Milchprodukte und Eier. Hinzu kommen die nur unzulänglich erforschten Auswirkungen von genmanipuliertem Futter.

Sehr schädlich ist die Menge an Abfallstoffen, die eine Ernährung durch tierische Eiweiße mit sich bringt. Es sind in erster Linie Leichengifte, die in großen Mengen in Fleisch vorhanden sind. Wenn ein Wesen stirbt und die Seele den Körper verlässt, setzt sofort der Verwesungsprozess ein. Wer Fleisch isst, nimmt diese Gifte auf. Der Körper wehrt sich dagegen und sendet vermehrt Leukozyten aus, um die schädlichen Stoffe zu bekämpfen. Abgestorbene Leukozyten und Bakterien bilden Eiter – was bedeutet: Unser Körper reagiert auf das tierische Eiweiß wie auf eine Entzündung.

Die Ernährung durch tierische Produkte hat aber auch ethische und energetische Aspekte. Tiere haben Empfindungen und Bedürfnisse, und eine Haltung als »Nutzvieh« verstößt dagegen und schafft viel Leid. Neugeborene Kälber werden sofort nach der Geburt von der Mutter abgesondert, auch auf vielen Bio-Höfen. Die meisten Tiere dürfen niemals auf eine Weide, sie werden in zu engen Ställen gemästet und sehen das Sonnenlicht zu ersten Mal auf dem Weg zum Schlachthof. Ein Mensch, der sich durch das Leid und den Mord anderer Lebewesen ernährt, erschafft sich ein negatives Karma, das er abarbeiten muss. Auch wenn man das Tier nicht selbst tötet, heißt es nicht, dass man an dem Mord nicht beteiligt ist.

Erinnern wir uns: Der Mensch ist, was er isst. Wenn man sich von Leichen ernährt, wird man zu einer Leichenkammer. Das mag drastisch klingen, aber so ist es. Man kann diesen Verwesungsprozess sehr deutlich am Geruch eines Menschen und seiner Ausscheidungen wahrnehmen. Übel riechender Atem und Schweiß, stark riechender Stuhlgang und Urin sind Anzeichen dafür, dass der Körper übersäuert und krank ist. Ein gesunder Mensch, der sich artgerecht ernährt, hat einen wohlriechenden Körper, braucht kein Deo und keine Duschgels.

Die russische Ärztin und Forscherin Galina Schatalova hat in zahlreichen Studien und Experimenten bewiesen, wie schädlich tierische Eiweiße für uns sind. Wer diese Thematik mehr vertiefen möchte, sollte ihre Bücher unbedingt lesen (siehe Seite 189). Mit ihrer Methode einer artgerechten Ernährung hat sie vielen Menschen das Leben gerettet.

Eiweiß aus pflanzlichen Quellen

Pflanzliche Eiweiße sind für uns viel besser verträglich. Aus Sorge, nicht genügend Eiweiß zu bekommen, übertreiben es manche Menschen mit dem Verzehr von Nüssen, Samen und Hülsenfrüchten. Tofu, Sojajoghurt, Nussmilch, Linsen, Nusskäse, Hummus etc. sollten nicht jeden Tag gegessen werden, sonst werden die nützlichen Energielieferanten zu krank machenden Substanzen, besonders dann, wenn man sie mit Kohlenhydraten mischt.

Im vorigen Kapitel habe ich erklärt, dass für die Verdauung von Eiweiß proteolytische Bakterien zuständig sind, die sich von Produkten der Zersetzung von Proteinen ernähren. Wenn wir zu viel Eiweiß zu uns nehmen, gelangen diese Bakterien in die Überzahl und unterdrücken dadurch die nützlichen probiotischen Bakterien. Zu viel Eiweiß in der Nahrung verursacht demnach Fäulnis und erzeugt giftige Gase und Rückstände im Körper. Das gilt auch für pflanzliche Eiweiße. Man sollte nicht mehr als eine Handvoll Nüsse auf einmal zu sich nehmen; sie sollten am besten roh, das heißt ungeröstet sein und vorher unbedingt über mehrere Stunden eingeweicht werden. Samen sind für uns viel besser verträglich als Nüsse und besonders wertvoll, wenn sie bereits keimen.

Alte, ranzige Nüsse und Samen sollten wir vermeiden, ebenso geröstete und dazu noch gesalzene oder gezuckerte Nüsse und Samen. Bei einem entzündeten Darm empfehle ich, für mindestens drei Monate auf alle Nüsse, Samen und Hülsenfrüchte zu verzichten. Das nötige Eiweiß kann der Körper aus grünem Gemüse synthetisieren. Die darin enthaltenen Aminosäuren sind eine wahre Energiequelle für uns. Um die Nährstoffe optimal aufnehmen zu können, müssen wir die grünen Pflanzen zu einem Brei zerkauen oder aber mit einem leistungsstarken Mixer pürieren (siehe Seite 76), mit dessen Hilfe die Zellwände aufgebrochen werden.

Du siehst, es ist nicht nötig, sich wegen des Eiweißes Sorgen zu machen, wenn du beginnst, vegan zu leben. Unser Körper kann mithilfe von Stickstoff und Bakterien einen großen Teil selbst herstellen und den Rest aus Pflanzen ziehen. Nur in den ersten Lebensmonaten, wenn die Darmflora entsteht, ist der menschliche Körper auf Muttermilch angewiesen.

Kohlenhydrate

Neben Eiweiß zählen Kohlenhydrate zu den wichtigen Makronährstoffen, die unseren Körper am Leben erhalten. Sie werden auch als Saccharide bezeichnet und unterteilen sich in Einfach-, Zweifach- und Vielfachzucker. Einfachzucker sind beispielsweise als Frucht- und Traubenzucker in Obst enthalten, während Zweifachzucker sehr süß sind und in Kristallzucker, Malz- und Rübenzucker vorkommen. Vielfachzucker sind auch unter den Begriffen Stärke, Zellulose und Chitin bekannt und finden sich beispielsweise in Kartoffeln und Getreiden und besonders in Mais, Süßkartoffeln und Pastinaken.

Wenn wir kohlenhydrathaltige Nahrungsmittel zu uns nehmen, werden sie im Verdauungssystem mithilfe von Enzymen zu Glukose umgewandelt. Über das Blut gelangt die Glukose in die Zellen unseres Körpers. Mittels eines komplexen biochemischen Vorgangs wird in Zytoplasma und Mitochondrien, den »Kraftwerken« der Zellen, Glukose in Energie umgewandelt.

Es gibt »gute« Kohlenhydrate, die unserem Körper auf längere Zeit Energie liefern. Sie sind in Gemüse, Obst und Trockenobst sowie in Vollkorngetreide enthalten. Sie lassen den Blutzuckerspiegel langsamer ansteigen und schenken uns ein länger anhaltendes Sättigungsgefühl.

Die weniger guten Kohlenhydrate, die für einen schnellen Energieschub sorgen, finden sich in Teigwaren, besonders in Weißmehlprodukten, und in Süßigkeiten. Während der Verdauung gelangt die Glukose sehr schnell ins Blut und erhöht den Blutzuckerspiegel. Die Bauchspeicheldrüse schüttet das Hormon Insulin aus, das den Zucker aus dem Blut in die Zellen dringen lässt. Dadurch steht dem Körper Energie zur Verfügung, und der Blutzuckerspiegel sinkt. Auf diese Weise entsteht ein Hungergefühl, das uns rasch wieder zum Essen verleitet.

Nahrungsmittel wie Nudeln, Pizza, Brot und andere Backwaren, ganz besonders in Verbindung mit Zucker, sind für uns mehr belastend als nahrend. Wer krank ist, sollte diese Produkte völlig meiden und stattdessen Obst, Gemüse und grüne Blätter essen.

Viele Menschen sind geradezu süchtig nach »schlechten« Kohlenhydraten. Um diese Sucht zu besiegen, hilft das Wissen um ihre schädliche Wirkung. Dann fällt es uns leichter, den Entschluss zu fassen, die Ernährung umzustellen und krank machende Lebensmittel auf Dauer vom Speiseplan zu streichen. Die Verantwortung für die Gesundheit liegt bei jedem Einzelnen von uns. Ich empfehle, zwei Wochen auf alle Teigwaren, Getreide und Zucker in jeder Form zu verzichten und nur Gemüse, roh oder gekocht, sowie Obst und viele grüne Blätter und Kräuter zu sich zu nehmen. Du wirst staunen, wie sehr diese Art der Ernährung deine körperliche und emotionale Gesundheit fördert. Ohne Brot und die üblichen Teigwaren wirst du dich rasch viel besser fühlen, auch wenn dein Verlangen noch eine Weile bestehen bleibt. Vermutlich wirst du eine Zeit lang sehr sensibel auf den Geruch von frischen Brötchen und Pizza aus dem Laden an der Ecke reagieren. Die Lebensmittelindustrie setzt bewusst Stoffe ein, die unsere Geschmacksnerven verwirren, sodass wir Backwaren kaum widerstehen können. Sie erzeugen einen Appetit in uns, den wir unbedingt stillen wollen. Meist folgen wir unserem verwirrten Geruchssinn und konsumieren, ohne darüber nachzudenken, ob es gut für uns ist.

Brot war schon vor Jahrtausenden ein wichtiges Grundnahrungsmittel. Wir sind es gewohnt, täglich Brot zu essen. Allerdings hat das heutige Brot, das im Supermarkt erhältlich ist, wenig mit dem Nahrungsmittel aus früheren Zeiten zu tun. Die Böden, auf denen das Getreide wächst, sind ausgelaugt, die Getreidesorten wurden durch Züchtung oder Gentechnik verändert. Brot aus verarbeitetem Weizen hat kaum noch wichtige Nährstoffe. Immer mehr Menschen reagieren allergisch auf Weizenkleber (Gluten), und das ist kein Wunder. Gluten ist ein Protein, das in verschiedenen Getreiden vorhanden und schwer verdaulich ist. Bei der Aufspaltung in Aminosäuren wird es meist nicht vollständig zerlegt. Die Bruchstücke, sogenannte Gluten-Peptide, können die Schleimhaut des Darms passieren und ins Blut und damit weiter in den Körper gelangen. Sie ahmen körpereigene Stoffe im Gehirn nach und wirken sich auf das Hungergefühl, das Schmerz- und Glücksempfinden aus. Gluten belastet unsere Bauchspeicheldrüse, verklebt unsere Gedärme und Gefäße und verursacht Schleim. Bei einer Glutenunverträglichkeit oder Allergie sind Entzündungen, Schwellungen, Eisen- und Vitamin-B-Mangel die Folge. Auch Dinkel, Kammut, Emmer und Roggen enthalten Gluten, verschleimen unseren Körper und speichern vermehrt Wasser im Gewebe. Brotsorten aus Mais und Reis sind etwas besser verträglich, doch man kann sie nicht als gesund bezeichnen, ganz besonders dann nicht, wenn sie bei hohen Temperaturen gebacken werden (siehe Seite 55 Stichwort »Acrylamid«).

Heutzutage sind Diäten, bei denen Kohlenhydrate reduziert werden, sehr populär, und das ist gut so, sofern sie auf einer veganen Lebensmittelwahl basieren. Meiner Erfahrung nach brauchen wir keine Backwaren; ohne sie sind wir bedeutend gesünder, vitaler und bleiben länger jung.

Wenn du dennoch Getreide essen möchtest, dann nicht als Brot, sondern gekeimt oder gekocht. Glutenfreie Getreide wie Quinoa, Hirse, Amaranth, Reis und Mais sind besser verträglich. Am besten, man isst sie mit Gemüse und nicht mit Zucker oder Obst, das viel Fruchtzucker enthält.

Eine gesunde Alternative ist Buchweizen. Buchweizen ist kein Getreide, sondern ein Knöterichgewächs, wie zum Beispiel Sauerampfer. Buchweizen ist glutenfrei, und man kann ihn roh, gekocht oder gekeimt essen. Gekeimt enthält er nur sehr wenig Stärke und ist daher sehr basisch.

Alle Getreide sind sehr nährstoffreich, wenn wir sie keimen, zu Gräsern wachsen lassen und dann zu Saft und grünen Smoothies verarbeiten. Im Rezeptteil findest du viele Ideen und zahlreiche Gesundheitstipps.

Fette

Neben Eiweiß und Kohlenhydraten zählen auch Fette zu den Grundbausteinen unserer täglichen Nahrung; wir brauchen sie, um gesund und vital zu sein. Fette bestehen aus Glyzerin und Fettsäuren. Sie lassen sich anhand ihrer Zusammensetzung in drei Gruppen unterteilen:

» Fette mit gesättigten Fettsäuren

» Fette mit einfach ungesättigten Fettsäuren

» Fette mit mehrfach ungesättigten Fettsäuren

Gesättigte Fettsäuren gelten als schädlich für den menschlichen Körper. Man findet sie überwiegend in Produkten tierischer Herkunft, wie in Fleisch, Wurst, Milcherzeugnissen und Fertigprodukten. Diese sollten wir möglichst meiden. In Übermaß belasten sie die Gesundheit und unseren Energiefluss. Der Körper lagert tierische Fette meist direkt im Fettgewebe ein, wodurch Übergewicht entsteht. Mit dem Fett werden auch Schlacken, Schwermetalle und Schadstoffe in das Gewebe transportiert, was langfristig krank macht. Ein Übermaß an gesättigten Fettsäuren sorgt für erhöhte Cholesterinwerte im Blut und vergrößert das Risiko für Herz-Kreislauf-Erkrankungen, Arteriosklerose und Schlaganfall. Tierische Produkte enthalten nur einen geringen Anteil an ungesättigten Fettsäuren, auf die unser Körper angewiesen ist.

Zu den einfach und mehrfach ungesättigten Fettsäuren zählen unter anderem die essenzielle Ölsäure, Linolsäure und Alpha-Linolensäure, die für die Funktion unserer Zellmembran unerlässlich sind. Wir finden sie in Olivenöl, Rapsöl, Avocados, Oliven, Samen und Nüssen.

Auch die mehrfach ungesättigten Fettsäuren Omega-3 und Omega-6 sind essenziell für unseren Körper. Omega-6 ist reichlich in Sonnenblumenöl, Rapsöl, Zedernkern-, Traubenkern- und Weizenkeimöl, in Samen und Nüssen enthalten. Wenn wir zu viel Omega-6 zu uns nehmen und zu wenig Omega-3, neigt der Körper schneller zu Entzündungen. Omega-3-Fettsäuren sind unter anderem bei der Entwicklung von Gehirn- und Nervenzellen beteiligt. Sie finden sich in Lein-, Chia-, Hanfsamen, Walnüssen, deren Ölen, in Leindotteröl und sind auch in grünen Blättern und Kräutern sowie Algen enthalten (siehe Gesundheitstipps im Rezeptteil).

Chia-Samen werden als Superfood bezeichnet, weil sie doppelt so viele Eiweiße enthalten als Samen oder Getreide im Durchschnitt. Außerdem liefern sie Omega-3 und Omega-6 in einem guten Verhältnis, haben viel Calcium und das wertvolle Spurenelement Bor, das die Calcium-Aufnahme im Körper unterstützt.

Einige Studien besagen, man könne Omega-3 einzig aus Fischölen beziehen. Ich frage mich, wem solche Studien nutzen – ganz bestimmt nicht den vielen toten Fischen. Die Frage, woher nun die Fische die Omega-3-Fettsäuren gewinnen, ist einfach beantwortet: aus Algen! Um den Omega-3-Bedarf optimal zu decken, sollte man Algen in die Liste an gesunden Nahrungsmitteln aufnehmen (siehe Seite 183). Algen enthalten unter anderem die spezielle Omega-3-Fettsäure DHA, die in den meisten oben genannten Samen und Nüssen nicht oder nur in geringem Maße vorhanden ist. DHA brauchen wir, um unsere normale Sehkraft, die Gehirn- und Herzfunktion aufrechtzuerhalten. DHA kann auch aus gezüchteten Algen gewonnen werden; Algen haben neben ethischen Aspekten den Vorteil, dass sie anders als Fische nicht mit Schwermetallen belastet sind. Wer Sorge hat, durch seine Nahrung nicht ausreichend mit Omega-3-Fettsäuren versorgt zu werden, kann diese zusätzlich in veganer Kapselform einnehmen.

Wissenswertes zum Thema Öl

Was den Verzehr von Ölen anbelangt, ist es besonders wichtig darauf zu achten, dass es kalt gepresst wurde. Für ein gesundes, Rohkost-geeignetes Öl sollte man darauf achten, dass es während der Pressung nicht über 40 °C erwärmt wird. Nach den herrschenden Lebensmittelgesetzen aber darf ein Öl immer noch als kalt gepresst deklariert werden, wenn beim Pressen Temperaturen bis zu 180 °C herrschen und auch dann noch, wenn es bis zu 2 Stunden bei 200 °C desodoriert wird, das heißt, ihm Geruchsstoffe entzogen werden. Daher ist es wichtig, den Hersteller genau zu kennen. Er sollte bei der Herstellung des Öls eine gekühlte Pressschnecke verwenden, damit das Öl nicht erhitzt wird. Besonders Leinöl sollte gleich nach dem Pressen kühl gestellt werden, denn es wird schnell ranzig und oxidiert. Ein ranziges Öl aber ist schädlich für unsere Gesundheit. Wenn du Öl kaufst, orientiere dich am besten an Rohkostversandhäusern oder Rohkostregalen in Bio-Läden.

Alte ranzige Fette sind sehr toxisch, sie vergiften unseren Körper und belasten die Gesundheit. Das Gleiche gilt für ranzige Nüsse und Samen. Man sollte darauf achten, nur frische und niemals erhitzte Öle, Samen und Nüsse zu sich zu nehmen. Vermeide es auch, geschrotete Leinsamen und gehackte Nüsse zu kaufen, denn sobald sie zerkleinert werden, werden sie schnell ranzig.

Durch das Erhitzen von Ölen und Fetten entsteht eine gefährliche chemische Verbindung, das sogenannte Acrylamid (siehe Seite 55). Daher sollte man niemals mit Öl, Nüssen und Samen braten oder backen. Gemüse kann in Wasser gedünstet statt in Öl angebraten werden. Wenn wir Öle verwenden, sollten wir diese erst dann hinzufügen, wenn die Speise schon zubereitet ist.

Ich selbst habe inzwischen mit Braten und Backen aufgehört, auch für Gäste und besonders für Kinder. Süßigkeiten und Kuchen bereite ich nur noch in Rohkostform zu, ganz ohne Erhitzen und ohne Zucker. Gerade für Süßigkeiten nutze ich wertvolle Samen und Nüsse, die viele mehrfach ungesättigte Fettsäuren enthalten. Sie sind viel besser bekömmlich und kommen immer gut an. Ab Seite 149 kannst du dich selbst davon überzeugen.

RICHTIG ESSEN

Kauen und noch mehr kauen

Wie du erfahren hast, beginnt der Verdauungsprozess bereits im Mund. Daher ist es für unsere Gesundheit sehr wichtig, gut zu kauen, und zwar so lange, bis die Nahrung zu einer leicht flüssigen Masse wird und fast von allein in die Kehle fließt. Erst dann ist sie auf den weiteren Verdauungsprozess vorbereitet und kann vom Körper optimal verwertet werden, ohne zu belasten.

Auch flüssige Nahrung, wie Säfte, Smoothies und Suppen, sollte man kauen und etwas länger im Mund behalten, damit der Magen darauf vorbereitet wird. Am besten nimmt man sie löffel- oder schluckweise zu sich und behält sie eine Weile im Mund. Ganz besonders Menschen mit einem entzündeten Darm hilft diese Regel.

Um die Nahrung besser aufzunehmen, ist es wichtig, ihr die ganze Aufmerksamkeit zu widmen. Inzwischen esse ich am liebsten allein, damit mich nichts ablenkt und ich mich den Speisen auf meinem Teller ganz ungestört widmen kann. Computer und Fernsehen sind natürlich ausgeschaltet.

Kleine Portionen sind besser

Unser Magen ist etwa so groß wie unsere Faust bis zu den Knöcheln. Du kannst einen Behälter voll mit Wasser füllen und deine Faust hineinstecken. Das Wasser, was überläuft, zeigt dir, wie groß deine optimale Portion sein sollte.

Wenn man ständig zu viel isst, dehnt sich der Magen aus. Auf diese Weise entstehen schnell Hungergefühle, selbst wenn noch unverdaute Nahrung im Magen liegt. Doch wir können lernen, wieder weniger zu essen – was bei einem ausgedehnten Magen einige Zeit dauert. Wenn man aber lange kaut, ist das Sättigungsgefühl schneller erreicht und hält auch an.

Trinken

Die beste Zeit zum Trinken ist 10 Minuten vor einer Mahlzeit. Während des Essens sollte man nicht trinken und keinesfalls Säfte zu sich nehmen – auch keine frisch gepressten. Wem die Mahlzeit zu trocken ist, der kann etwas Wasser zu sich nehmen und mit kauen. Jede Flüssigkeit verdünnt die Magensäfte und stört damit den Verdauungsprozess. Säfte enthalten Fruchtzucker, was den Speisebrei schnell gären lässt. Für einen entzündeten Darm kann das sehr negative Folgen haben.

Nach der Aufnahme von Obst wartet man am besten 30 Minuten mit dem Trinken, nach Gemüsen und Kohlenhydraten 1 Stunde und nach der Aufnahme von Eiweißen 4 Stunden.

Merke dir diese Regel ganz unbedingt: Beim Essen und unmittelbar danach nicht trinken!

Mundspülungen

Um die Zähne gesund zu erhalten, empfehle ich, nach jeder Mahlzeit den Mundraum gut durchzuspülen. Nimm dazu 1 TL Soda (Kaiser Natron) und löse es in einem Glas warmem Wasser auf. Auch Salzwasser (Steinsalz, Meersalz) ist eine gute Wahl, um den Mund zu spülen. Falls du weder Natron noch Salz zur Hand hast, hilft auch klares Wasser.

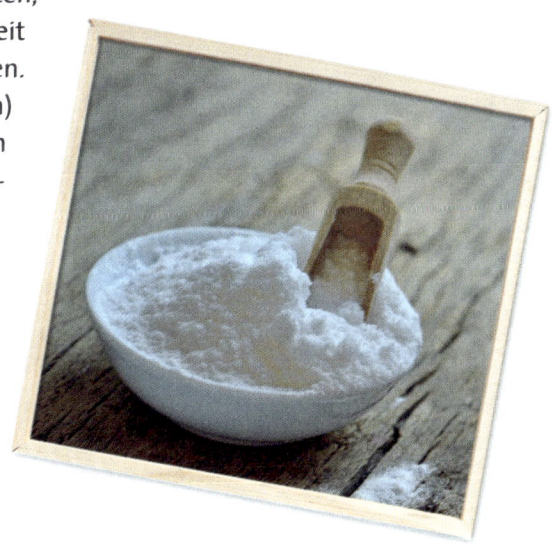

Kalte und heiße Speisen und Getränke

Zu kalte Speisen und Getränke bedeuten für unseren Körper Stress, der unsere Gesundheit schwächen kann. Und das gilt für alle Jahreszeiten. Wenn wir im Sommer kalte Speisen und Getränke zu uns nehmen, kühlen sie uns nicht wirklich ab, sondern überhitzen uns. Der Körper muss sich nämlich anstrengen, um die Temperatur in eine angemessene umzuwandeln. Dadurch entsteht vermehrt Wärme – die wir eigentlich vermeiden wollten.

Auch zu heiße Speisen und Getränke wirken gesundheitsschädigend. Alles, was über 50 °C heiß ist, greift die Schleimhäute von Speiseröhre und Magen an. Das gilt auch für Tees.

Die beste Temperatur für Speisen und Getränke ist die Körpertemperatur, also etwa 37 °C. Hierbei muss unser System keine zusätzliche Energie aufbringen, um die Nahrung abzukühlen oder anzuwärmen. Im Winter kann man Tees und Suppen bis 50 °C erhitzen, wenn der Körper danach verlangt. Für Kinder und geschwächte Menschen sollten 43 °C nicht überschritten werden. Allerdings brauchst du kein Thermometer, um dich zu vergewissern, ob deine Nahrung die richtige Temperatur hat. Stecke einfach kurz den Finger in das Getränk oder die Speise. Wenn es sich zu kalt oder zu heiß anfühlt, tut es das auch in deinem Innern.

Rohkost im Winter

Keine Frage, Rohkost ist urgesund. Wenn ich Bücher von meinen hochgeschätzten Rohkost-Kollegen lese, die ganzjährig in Florida oder in Spanien leben, wirkt diese Art der Ernährung für mich sehr stimmig. Nahrungsmittel, die uns die Natur in den warmen Jahreszeiten schenkt, können und sollten wir roh und am besten ganz unbehandelt essen. Denn Rohkost schenkt uns

Energie, Lebenskraft und Gesundheit. Die Energie und Nährstoffe sonnengereifter Früchte, Kräuter, Beeren und Gemüse speichern wir für den ganzen Winter. Auch wir selbst benötigen die direkte Energie von der Sonne, mit deren Hilfe unser Körper Vitamin D bildet.

Nur wie ist es mit Rohkost im Winter? Ich erinnere mich an russische Winter, in denen weit unter -20 °C herrschten. Bei solchen Temperaturen Smoothies aus Zitrusfrüchten, Bananen und Mangos zu trinken, ist meiner Ansicht nach unvernünftig. Kaltes Essen schwächt unseren Körper bei zu niedrigen Temperaturen, und exotische Früchte sind ebenfalls nicht für die kalte Jahreszeit gedacht, da sie eine kühlende Wirkung haben. In unseren Regionen sollte man mehr Wintergemüse verzehren, das man nach Bedarf auf 42 °C erwärmen kann. Einheimische Früchte wie Äpfel und Birnen lassen sich mit Wintersalaten zu grünen Smoothies mixen. Gewürze wie Zimt, Muskat, Kardamom, Ingwerwurzel, Chili und Salz wirken wärmend. Auch wenn man im Rahmen der Rohkosternährung auf Salz ganz verzichtet, kann man im Winter bedenkenlos etwas Steinsalz zum Gemüse geben. Im Winter wärme ich meine Rohkostsuppen im Wasserbad leicht auf, dann sättigen sie mich auch mehr. Gemüse und Obst nehme ich immer schon Stunden vor dem Verzehr aus dem Kühlschrank und esse sie niemals kalt.

Zeit zum Aufstehen und Frühstücken

Der menschliche Körper unterliegt einem Energiekreislauf, in dem Tageszeiten und bestimmte Funktionen unserer Organe miteinander verknüpft sind. Wenn wir unser Leben auf diesen Energiekreislauf einstellen, gewinnen wir mehr Gesundheit und Vitalität.

Die Zeit zwischen 4 Uhr morgens und 12 Uhr mittags ist eine reinigende Phase für unseren Körper. So gesehen ist es sehr gesund für uns, wenn wir früh aufstehen. Die beste Zeit zum Aufwachen liegt zwischen 4 und 7 Uhr morgens – je früher, desto besser. Unser Körper und unser Geist sind in dieser Zeit sehr aktiv. Der Darm reinigt sich in den frühen Morgenstunden am besten, und diesen Reinigungsprozess sollte man möglichst nicht mit schwerem Essen stören. Optimal ist es, gleich nach dem Aufstehen warmes Wasser zu trinken. Ich füge dem Wasser 1 TL Zeolith hinzu, um meinen Körper bei der Reinigung zu unterstützen.

Zeolith ist ein mikroporöses Lavagestein. Es weist winzige Hohlräume und Kanäle auf, die Schwermetalle und andere Schadstoffe absorbieren. Zeolith kann vom menschlichen Körper nicht verdaut werden, sondern wird mit den gebundenen Schadstoffen auf natürlichem Wege ausgeschieden. Man kann täglich bis zu 3 Gramm (etwa 1 Teelöffel) naturbelassenes Zeolith morgens vor dem Frühstück oder abends vor dem Schlafengehen in einem halben Glas Wasser auflösen und trinken.

Das Trinken am Morgen regt den Darm an, sodass er sich problemlos entleeren kann. Ein Glas Gerstengrassaft befreit den Körper von Schlacken. Nachdem du Wasser getrunken hast, kannst du ein, zwei Stunden später Gerstengrassaft zu dir nehmen: frisch zubereitet oder als Pulver, das im Wasser aufgelöst wird. Gerstengrassaft sättigt und hilft, das Frühstück aufzuschieben. Gerstengras ist auch als Pulver, Tabletten und in Kapselform erhältlich.

Mit dem Frühstück wartet man am besten bis 10 oder sogar bis 11 Uhr, bis der Darm sich entleert hat. Um diese Tageszeit sind Früchte und frische grüne Smoothies (ohne Nüsse oder Samen) besonders gut verträglich.

Obgleich viele Meinungen besagen, das Frühstück sei die wichtigste Mahlzeit und solle entsprechend reichhaltig ausfallen, habe ich andere Erfahrungen gemacht. Es tut gut, einen leeren Magen zu haben. Man kann aufgeschnittenes Obst und grüne Smoothies mit in die Arbeit nehmen und auch Kindern eine entsprechend gesunde Pausenmahlzeit mitgeben. Die vom Lebensmittelkonzer-

nen beworbenen Fertigmüslis sind wegen der Nahrungsmittelkombination und des Zuckerzusatzes ungesund (siehe Seite 48). Süßes Müsli, Brot, Milch und Tee mit Zucker machen schneller müde und zappelig. Auch Schwangere sollten darauf achten, dass ihr Körper sich natürlich reinigt, und diesen Prozess unterstützen, um Schlacken abzubauen und sich und das ungeborene Kind zu schützen.

Auch wenn viele von uns es gewohnt sind: Kaffee, schwarzer und grüner Tee, Kakao oder Fertigsaft auf nüchternem Magen sind tabu (siehe ab Seite 60). Schwere Gerichte am Morgen machen unseren Körper und vor allem den Geist den ganzen Tag über träge. Eiweiße sind in der Früh gar nicht zu empfehlen, genauso wenig wie Brot, Eier und Fleisch. Tierische Produkte brauchen sehr viel Zeit, um verdaut zu werden, was müde macht, Konzentration und Energie raubt. Wenn wir verinnerlichen, dass sich unser Körper am Morgen vom Schlacken befreien möchte, fällt es uns leichter, auf alte Gewohnheiten zu verzichten und stattdessen Nahrungsmittel auszuwählen, die uns bestmöglich unterstützen.

Früchte sind starke Energielieferanten, die uns wach und vital machen und die Entgiftung des Körpers ankurbeln. Versuche daher, mit Früchten in den Tag zu starten. Du wirst überrascht sein, wie viel leistungsfähiger du bist! Probiere es 40 Tage lang aus und stelle den Unterschied fest. Das Ergebnis wird dich beeindrucken.

Wichtig: Früchte vertragen sich *nicht* miteinander und auch nicht mit anderen Lebensmitteln (siehe ab Seite 45). Eine Ausnahme bilden grüne Blätter und Kräuter. Wenn du einen entzündeten Darm hast, achte besonders penibel darauf. Man sollte Früchte ganz besonders nicht mit Müsli, Nüssen und Milchprodukten mischen, denn in dieser Kombination gären sie und verursachen Blähungen und Entzündungen des Darms.

Am besten, du entscheidest dich für eine Sorte Obst. Warte mindestens 30 Minuten, noch besser 1 Stunde, bevor du eine andere Fruchtsorte isst. Gerade zu Beginn der Nahrungsumstellung hilft es, die Speisen genau zu planen. Vielleicht möchtest du nach einer Mahlzeit auf die Uhr schauen und dir sagen: »Das nächste Mal esse ich um ... Uhr!« Diese Taktik erleichtert es dir, weniger zu essen, die Pausen einzuhalten und sie nach und nach zu verlängern.

Ansonsten iss Früchte nach der Saison, so viel dein Körper mag. Auf diese Weise tankst du Energie für den ganzen Tag und lieferst deinen Zellen wichtige Nährstoffe. Grüne Smoothies sind eine wunderbare Alternative zum gewohnten Frühstück, denn sie sättigen mehr als ein paar Äpfel. Mixe dir Smoothies in der Früh und nimm sie mit zur Arbeit. Ab Seite 77 findest du zahlreiche Rezeptideen.

Mittagszeit

In der Mittagszeit, gegen 12 bis 14 Uhr, verträgt der Körper rohe Gemüse in Form von Salaten und Gemüsesuppen am besten. Die Verdauungssäfte sind zu dieser Tageszeit optimal darauf eingestellt, Gemüse zu verdauen und die wichtigen Nährstoffe zu verwerten. Rohkost macht uns nicht müde, sondern unterstützt unsere Vitalität. Daher kann man nach einem Gemüse-Rohkost-Mittagessen mit viel Energie weiterarbeiten. Fühlt man sich nach dem Mittagessen müde, dann hat man etwas Falsches gegessen. Die Rohkostrezepte ab Seite 77 bieten dir viele leckere Alternativen zu gekochter Nahrung.

Wenn mein Sohn um 13 Uhr aus der Schule nach Hause kommt, gebe ich ihm als Erstes einen großen Teller Salat mit leckerem Kräuterpesto und aufgeschnittenen Karotten zum Beißen. Gekochtes Essen für meine Familie schiebe ich bewusst auf spätere Tageszeiten, damit der Körper vorher möglichst viele Nährstoffe aufnehmen kann. Ich selbst esse zu Mittag gern gemixte Rohkost-Suppen mit vielen frischen Kräutern. Das macht mich satt und glücklich. Ich bin nie müde, wie ich es früher war, als ich mittags gekochte Nahrung zu mir nahm, auch wenn es vegane Gerichte waren.

Nachmittagstee

Wenn du gern Tee trinkst, so ist zwischen 15 und 16 Uhr die günstigste Zeit dafür. Ich empfehle für den Nachmittag Kräutertee ohne Zucker, einen frisch gepressten Saft oder Gerstengrassaft. Wenn du Hunger hast, warte mindestens 15, besser 30 Minuten mit dem Essen. Achte jedoch darauf, dass zwischen dem Mittagessen und dem Nachmittagssnack mindestens zwei Stunden liegen.

Wer Lust auf etwas Süßes hat, kann sich nachmittags gern etwas Leckeres gönnen, eine Rohkostpraline oder 1 Stück Kokostorte zum Beispiel. Ab Seite 149 findest du passende Rezeptideen.

Wer partout nicht auf seinen Kaffee verzichten will, auch wenn er um dessen gesundheitsschädigende Wirkung weiß (siehe Seite 60), sollte diese Prozedur auf den Nachmittag verschieben. Ich meine jedoch, ein Mensch, der sich liebt und schätzt, der seine Gesundheit und daher seine Unabhängigkeit an die erste Stelle stellt, wird auf Drogen wie Kaffee, schwarzen Tee, Cola, Alkohol und auf Rauchen ganz selbstverständlich verzichten. Denn es gibt keinen größeren Genuss in unserem Leben als den der Gesundheit, Vitalität und Freiheit. Und dieser entsteht durch eine bewusste, artgerechte Ernährungs- und Lebensweise. Wenn du es gewohnt bist, Kaffee, Tee oder Cola zu dir zu nehmen und gewissermaßen abhängig davon bist, empfehle ich dir, deinen Körper mit den Rezepten zur Entgiftung zu verwöhnen, während du deine Gewohnheiten nach und nach änderst. Mit Zeolith, Gerstengrassaft und einer Lebensweise, die dem täglichen Energiekreislauf entspricht, wirst du dich bald viel besser fühlen als zuvor und tust nachhaltig etwas für deine Gesundheit!

Abendessen und Schlafenszeit

Unser Abendessen sollte möglichst nicht zu spät ausfallen, am besten zwischen 17 und 19 Uhr, je nachdem, wann man zu Bett geht. Am Abend können wir Eiweiße zu uns nehmen. Ich empfehle Leinsamenbrei (siehe Seite 136), Samen- oder Nussmilch (ab Seite 144).

Wenn man noch nicht ganz auf Rohkost umgestellt hat, ist es am besten, gekochte Gerichte am Abend zu essen. Denn alles, was gekocht wird, macht uns müde und besänftigt unsere Sinne.

Ich selbst habe ich mich für Rohkost entschieden, weil ich mich dadurch deutlich gesünder und leistungsfähiger fühle, aber ich bin nicht fanatisch, und wenn ich unterwegs bin und es keine Rohkost gibt, esse ich auch mal etwas Gekochtes, wobei ich es an meinem Befinden am nächsten Tag spüre. Die Mengen von Arbeit, die ich Tag für Tag erledige, schaffe ich mit Rohkost viel besser und lockerer. Aber ich koche noch für meine Familie, das ist für mich absolut in Ordnung. Ich zwinge niemanden dazu, meine Lebensweise zu hundert Prozent zu übernehmen. Für den Abend bereite ich meist ein einfaches und selbstverständlich veganes Essen zu: eine Gemüsesuppe oder Buchweizen, Reis mit etwas Gemüse,

Salat oder das Sauerkraut meiner Mutter (siehe Seite 137). Wenn es eine eiweißhaltige Mahlzeit sein soll, koche ich eine Linsensuppe mit Gemüse oder mache Hummus aus Kichererbsen mit Gemüse. Meine Rezeptideen für leichte gekochte Gerichte findest du ab Seite 162.

Ich selbst bereite mir am Abend gern einen grünen Smoothie möglichst ohne Wasser zu, sodass er ganz dickflüssig wird und ich ihn wie eine Suppe löffeln kann. An manchen Tagen esse ich Leinsamenbrei oder püriere mir eine frische Nussmilch.

Kurz vor dem Schlafengehen, wenn man noch etwas Hunger verspürt, kann man Gerstengrassaft-Pulver in warmem Wasser auflösen und in kleinen Schlucken trinken. Das nährt, besänftigt und stillt unnötige Gelüste aufs Essen.

Für unsere Gesundheit ist es eine große Unterstützung, wenn wir gegen 21 Uhr zu Bett gehen. Unser Körpersystem ist darauf ausgerichtet, dem Lauf der Sonne und den Naturzyklen zu folgen. Von 21 Uhr bis Mitternacht erholt sich der Körper am besten. Allerdings gibt es Menschen, die in Schichten arbeiten. Das ist natürlich sehr ungesund und verursacht auf Dauer großen Stress im Körper. Wenn man keine andere Wahl hat, ist es umso wichtiger, sich gesund zu ernähren, um sich fit zu halten. Wer die ganze Nacht gearbeitet hat, sollte versuchen, sich trotz Müdigkeit nicht vor Mittag schlafen zu legen, denn um diese Zeit ist die Sonne sehr aktiv. Dann reißt man den Körper aus seinem Rhythmus und wird sich nach dem Schlaf noch erschöpfter fühlen. Besser ist es, sich nach 12 Uhr hinzulegen und zu schlafen, dann wacht man frischer wieder auf.

Tageszeiten und empfohlene Mahlzeiten im Überblick

» **4 bis 7 Uhr:** *Zeit zum Aufstehen, Reinigungszeit. Unser Gehirn ist sehr wach, wir können gut arbeiten, denken, kreativ sein, Sport treiben.*

» **9 bis 11 Uhr:** *Zeit für Obst und grüne Smoothies*

» **12 bis 14 Uhr:** *Aufnahme von Nährstoffen. Zeit für Salate, Rohkostsuppen, Kräuterpesto, Gemüseteller, frisch gepresste Gemüsesäfte*

» **15 bis 16 Uhr:** *Nachmittagstee*

» **16 bis 19 Uhr:** *Zeit, sich zu sammeln, zu besinnen. Wir können gut planen oder auch körperlich aktiv sein, spazieren gehen, tanzen ...*

» **17 bis 19 Uhr:** *Zeit für das Abendessen. Eiweiße, eventuell gekochte Nahrung*

» **19 bis 21 Uhr:** *Zeit, sich zu entspannen, zu lesen, zu meditieren, zu schreiben, zu malen oder zu baden. Warmes Wasser, Gerstengrassaft und Kräutertee*

» **21 bis 22 Uhr:** *Schlafen gehen und sich gut erholen*

Ich selbst lebe nach diesen Empfehlungen und kann sie dir nur ans Herz legen. Wenn du dich für einen gesunden Lebensstil und eine artgerechte Ernährung entscheidest, gewinnst du viel mehr als nur deine Gesundheit. Du wirst dich dadurch freier und ganzer fühlen. Wenn wir unser Leben auf die Natur ausrichten, unterstützt die Natur unser Leben.

TRENNKOST

Kein Wesen auf unserem Planeten bereitet sein Essen zu, wie wir es tun, und mischt alle möglichen Zutaten zusammen. Frei lebende Tiere sind Mono-Esser: Sie essen nur ein Nahrungsmittel auf einmal und lebenslang fast das Gleiche.

In unserer heutigen Gesellschaft sind wir daran gewöhnt, möglichst viele Zutaten zu mischen und kräftig zu würzen. Dadurch können wir die einzelnen Nahrungsbestandteile jedoch nicht so verdauen, dass sie vollständig verstoffwechselt werden. Trotz der Fülle an Produkten nehmen wir viel weniger auf. Ein Teil der Nahrung beginnt zu gären, verursacht Entzündungen und wirkt sich negativ auf das Gleichgewicht der Darmflora aus. Auf diese Weise schädigen wir unser Immunsystem nachhaltig. Betrachten wir die Kombinationen im Einzelnen.

Kohlenhydrate und Eiweiße

Aus dem Kapitel »Verdauung« weißt du bereits: Kohlenhydrate benötigen zur Verdauung den basischen Speichel, dem bereits das Enzym Amylase beigemischt ist, Eiweiß hingegen Pepsin und saure Verdauungssäfte. Isst man gleichzeitig Kohlenhydrate und Eiweiß, wird die Zusammensetzung des Speichels gestört und die Aufspaltung der Kohlenhydrate unterbrochen. Um Eiweiß vorzuverdauen, benötigt der Körper ein saures Milieu im Magen, das durch die beginnende Kohlenhydrate-Verdauung zu basisch wird. So gelangt der Speisebrei größtenteils unverdaut in den Dünndarm, beginnt zu gären und bietet schädlichen Bakterien das ideale Milieu, um zu wuchern. Blähungen, Entzündungen und Nährstoffmangel trotz reichhaltigen Essens sind die Folge.

Früchte

Früchte und Beeren sind bei ihrer Verstoffwechslung sehr speziell: Wenn sie mit etwas gemischt werden, können sie nicht vollständig oder = besonders bei einem bereits kranken Magen-Darm-Trakt = gar nicht verdaut werden. Die unverdaute Masse kann Stunden und sogar Tage im Darm gären und giftige Säuren, Gase und Alkohol bilden. Die beliebten Fruchtsalate und fertigen Smoothies, die es überall zu kaufen gibt, sind demnach eine große Belastung für den Körper.

Früchte sollten ausschließlich auf leeren Magen und niemals als Nachspeise gegessen werden. Sie haben eine kürzere Verweildauer im Magen als andere Nahrungsmittel. Doch unser Körper verdaut die Nahrung in der Reihenfolge, in der sie ihm zugeführt wird. So beginnt die Belastung bereits im Magen. Wenn man noch gekochte Nahrung zu sich nimmt, dann ist die beste Zeit, um Früchte zu essen, der Vormittag bis Mittag.

Einzig grüne Blätter und Kräuter bilden eine Ausnahme und können mit Obst gemixt werden. Beobachte aber genau, wie du dich nach einer solchen Mahlzeit fühlst. Wenn du Verdauungsbeschwerden hast, iss nur jeweils eine Sorte Früchte und mixe dir grüne Smoothies aus Gemüse und Kräutern.

Melonen sollten immer separat gegessen werden und nicht einmal mit Kräutern und Blättern gemischt werden. Wenn man mehrere Sorten von Obst über den Vormittag verteilt essen möchte, beginnt man immer mit Melone. Das klassische Gericht »Parmaschinken mit Melone« ist reines Gift für den Körper und kann eitrige Entzündungen im Verdauungstrakt verursachen. Die Schale einer Wassermelone und ihre Kerne sind übrigens sehr gesund. Du kannst dir einen Gesundheitssmoothie zubereiten, indem du ein Stück Wassermelone mit Schale und Kernen in einem leistungsstarken Mixer pürierst, und zwar ganz ohne Beimischung von Wasser.

Typische Mahlzeiten

Die typischen Mahlzeiten, an die wir in unserer Gesellschaft gewöhnt sind, erweisen sich bei genauer Betrachtung und Kenntnis der Verdauungsvorgänge zum größten Teil als gesundheitsschädigend. Davon sind auch vegane Gerichte nicht ausgenommen. Wer Reis oder Kartoffeln mit Linsen mischt, übersieht, dass Kohlenhydrate und Eiweiß nach verschiedenen Verdauungssäften und Enzymen verlangen (siehe oben).

Das Gleiche gilt für Brot und Wurst, Fleisch mit Kartoffeln, Kartoffeln mit

Pilzen oder Auberginen mit Nudeln, für Kuchen und Torten, die Getreide, Zucker und Eier oder Ei-Ersatz auf Soja-Basis enthalten.

Lebensmittelgruppen

Unter Trennkost-Befürwortern finden sich teilweise unterschiedliche Angaben zu den Einteilungen der Nahrungsmittel. Ich unterteile sie in die folgenden vier Gruppen:

1. Eiweiße

» Fleisch/Fisch

» Eier

» Hülsenfrüchte

» Soja (Tofu, Sojasahne, -joghurt, -milch)

» Seitan

» Pilze

» Nüsse

» Samen

» Nuss- und Mandelmilch

» Aubergine

2. Kohlenhydrate

» Teigwaren

» Getreide

» Reis-, Dinkel-, Hafermilch

» Kartoffeln

» Pastinaken

» Kürbis

» Zucker

» Honig

» Agavendicksaft, Agavennektar (roh)

» Ahorn-, Reis- und Rübenzuckersirup

» Kokosblütenzucker

» Xylit

3. Frische Lebensmittel

» Gemüse

» Salate

» Kräuter

» Essbare Blüten

4. Obst und Beeren

» Alle Sorten von Obst
und Beeren – roh, gekocht
oder getrocknet

Die erste Gruppe verträgt sich gut mit der dritten und kann untereinander gemischt werden.

Die zweite Gruppe verträgt sich ebenfalls gut mit der dritten und kann gemischt werden.

Die vierte Gruppe verträgt sich mit keiner, mit Ausnahme von grünen Blättern und Kräutern. Letztere vertragen sich mit allen Gerichten. Entsprechend findest du in den Rezepten ab Seite 73 viele gesunde Rezeptvorschläge mit frischen Heil- und Gewürzkräutern.

Müsli

Wahrscheinlich hast du inzwischen erkannt, dass Müsli eine sehr unverträgliche Mischung ist, die man am besten für immer meiden sollte. Müsli enthält Getreide = Kohlenhydrate, Nüsse und Samen = Eiweiße, getrocknete Obststücke = konzentrierten Fruchtzucker. Obendrein werden Müslis meist mit Kuhmilch, -joghurt oder Sojaprodukten (= Eiweiß) oder auch mit Saft (= Fruchtzucker) gegessen. Diese Kombination verursacht Gärung, Blähungen und auf Dauer Entzündungen im Darm. Das Gleiche gilt auch für Müsliregel, die oft Honig oder Schokolade enthalten. Sie liefern keine Energie, sondern rauben uns welche.

Mono-Rohkost

Als Heil-Diät eignet sich die Mono-Rohkost hervorragend. Um den Körper zu entschlacken und seine Gesundheit wiederherzustellen, führe sie mindestens 40 Tage lang durch. Mische in dieser Zeit möglichst gar keine Lebensmittel miteinander.

Sie funktioniert ganz unkompliziert: Pro Mahlzeit entscheidest du dich für eine Sorte Obst, Gemüse oder Samen. Nüsse lasse vorerst möglichst ganz weg, denn sie sind schwer verdaulich. Öle und Salz sind ebenso tabu. Besser ist, du verwendest statt Nüssen und Ölen Samen, wie Sonnenblumenkerne, Lein-, Chia- und Hanfsamen, Sesam, schwarzen Sesam, Kürbis- und Zedernkerne. Achte bitte darauf, die Samen vor dem Essen mehrere Stunden einzuweichen. Nur so sind sie für uns gut verwertbar.

Die Umstellung ist nicht immer einfach, denn wir sind an komplizierte Gerichte und viele, oft künstliche Aromen gewöhnt, die den Eigengeschmack von Früchten und Gemüsen überdecken und unseren natürlichen Instinkt verwirren. Der Körper ist süchtig danach geworden, und daher brauchen wir eine gute Portion Willenskraft und ein festes Ziel vor Augen. Doch der Aufwand lohnt sich. Schon nach einer Woche wirst du den Geschmack einer Avocado, und zwar ohne Salz und Gewürzen, so richtig genießen können und spüren, wie wohl sie dir tut.

Wenn du doch etwas miteinander mischen möchtest, dann achte penibel darauf, Obst pur zu essen. Früchte vertragen sich wie gesagt nicht mit anderen Lebensmitteln, die einzige Ausnahme stellen grüne Blätter und Kräuter dar. In grünen Smoothies kannst du eine Sorte Obst und eine Handvoll grüne Blätter und Heilkräuter zusammenmixen. Im Anhang findest du zahlreiche Rezeptideen, die den Regeln der Trennkost folgen.

Das Ergebnis wir dich überraschen. Schon nach wenigen Tagen wirst du beobachten können, wie deine Haut sich verjüngt, deine Verdauung sich beruhigt, dein Schlaf tiefer wird und deine Energie und Leistung steigen.

Gewichtsverlust

Durch Rohkost kann man schnell an Gewicht verlieren. Der Körper entledigt sich aller Schlacken, die man sein bisheriges Leben über angesammelt hat. Daher ist der Gewichtsverlust eine ganz normale Erscheinung. Wenn du sehr schlank bist und auf Rohkost umstellst, ist es möglich, dass du anfangs abmagerst. Doch sobald der Körper sich gereinigt hat, nimmt man auch wieder zu, wenn man das möchte. Unsere Natur ist es, schlank zu sein. Genauso wie es unsere Natur ist, beweglich und muskulös zu sein. Durch unsere heutige Lebensweise bewegen wir uns nicht genug, entwickeln keine Muskeln, sind zu dünn oder zu dick, und oft speichert der Körper zu viel Wasser. Am besten werden wir körperlich aktiv, und zwar täglich. Denn ständig nur mit dem Auto zu fahren, statt zu laufen, und stundenlang zu sitzen ist für uns genauso schädlich, wie von Brot und Wurst zu leben. Täglich 10 bis 15 Minuten Trampolin springen, laufen, tanzen oder Rad fahren helfen dir dabei, schneller zu entgiften, wieder Muskeln aufzubauen und dich vital zu fühlen

Bei der Trennkost bleiben

Nach 40 Tagen Mono-Rohkost kannst du sehr langsam beginnen, die Nahrungsmittel ein wenig zu mischen. Achte darauf, Obst immer nur auf leeren Magen zu essen. Mische niemals Obst mit Gemüse, auch nicht in Säften.

Auch die Mischung Linsen und Reis sollte für immer gemieden werden. Wenn du Linsen essen möchtest, dann mit Gemüse, und wenn du Reis kochst, dann verwende als Beilage ebenso Gemüse, Kräuter und Blätter. Auch zu Seitan (siehe Seite 59) passen gedünstetes Gemüse oder Salat. Wenn du Pilze isst, mische sie in keinem Fall mit stärkehaltigen Kartoffeln und denke daran, dass sie lange im Magen liegen.

Mein Essensprotokoll

Fast bei jedem Seminar werde ich gefragt, was genau ich am Tag esse. Um dir einen Anhaltspunkt zu geben, findest du im Folgenden mein Essensprotokoll von fünf verschiedenen Tagen, die je nach Jahreszeit und den Bedürfnissen meines Körpers variieren. Das Wasser, das ich zwischendurch trinke, habe ich nicht extra aufgeführt.

Ich versuche meine Menüs sehr einfach zu halten, denn nur so fühle ich mich gut in Form, und das ist mir bei meiner Tätigkeit sehr wichtig. Ich bevorzuge Mono-Rohkost, doch esse ich zu Mittag gern Salate, deren Zutaten gemischt sind. Zwischendurch mache ich immer wieder eine Mono-Rohkost-Kur, die entweder nur einen Tag, eine Woche oder auch bis zu 40 Tage andauert. Wichtig ist, den Bedürfnissen des Körpers zu folgen. Daher dienen die folgenden Tagespläne lediglich als Beispiel. Gewiss findest auch du schon bald heraus, was dir wohltut, deinen Körper unterstützt und gesund erhält. Die Rezepte für die Gerichte unten findest du ab Seite 77.

Tag 1

- » **5.30 Uhr:** 1 Glas warmes Wasser mit 1 TL Zeolith

- » **6.30 Uhr:** 1 TL Gerstengrassaft-Pulver, in Wasser aufgelöst

- » **8 Uhr:** 1 Tasse Kräutertee

- » **10 Uhr:** Smoothie aus 2 Orangen und 2 Tassen Löwenzahn- und Spitzwegerichblättern

- » **11 Uhr:** 1 Glas Mandelmilch

- » **13.15 Uhr:** Blumenkohl-Pastinaken-Salat

- » **15 Uhr:** Kräutertee und danach Leinsamenkräcker mit Erdnuss-Dip

- » **16 Uhr:** 2 Äpfel

- » **18 Uhr:** Avocado-Gurken-Suppe mit etwas Meerrettich

- » **20.30 Uhr:** 1 TL Gerstengrassaft-Pulver, in Wasser aufgelöst

Tag 2

- » **6 Uhr:** 2 Gläser warmes Wasser
- » **8 Uhr:** 100 ml Aloe-Vera-Trinkgel
- » **10 Uhr:** Smoothie aus 2 Äpfeln, einer Handvoll Löwenzahnblättern und etwas Fenchelgrün
- » **12 Uhr:** frisch gepresster Saft aus Karotten und Staudensellerie
- » **13 Uhr:** Blumenkohl-Salat mit veganem Zaziki und Gemüsekräckern
- » **15 Uhr:** 1 Glas Zedernkernmilch
- » **16 Uhr:** 2 Avocados mit Kräutersalz und Leinöl
- » **18.30 Uhr:** 1 Schale Leinsamenbrei, danach noch 1 Glas Mandelmilch
- » **21 Uhr:** 1 TL Gerstengrassaft-Pulver, in Wasser aufgelöst

Tag 3

- » **5.30 Uhr:** 1 Glas warmes Wasser mit 1 TL Zeolith
- » **7 Uhr:** 1 Glas frisch gepresster Saft aus Brennnesselblättern und Karotten
- » **10 Uhr:** Smoothie aus 1 Apfel, Vogelmiere und etwas Minze
- » **12 Uhr:** Rote-Bete-Salat, danach noch Avocado-Gurken-Suppe
- » **14 Uhr:** 1 Birne
- » **16 Uhr:** 2 Kaki
- » **17.30 Uhr:** Warme Gemüsesuppe mit 1 Stück Buchweizen-Quiche
- » **21 Uhr:** 1 TL Gerstengrassaft-Pulver, in Wasser aufgelöst

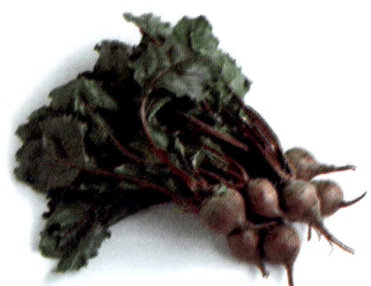

Tag 4

- » **6 Uhr:** 1 Glas warmes Wasser mit 1 TL Zeolith
- » **8 Uhr:** 1 TL Gerstengrassaft-Pulver, in Wasser aufgelöst
- » **10.30 Uhr:** 3 Äpfel
- » **11 Uhr:** 1 Glas frisch gepresster Karotten-Endiviensalat-Saft

- » **12 Uhr:** 1 große Gurke mit Kräutersalz und Hanföl
- » **14 Uhr:** Sauerkraut mit Roter Suppe, mit viel Dill und Algen bestreut
- » **18 Uhr:** Buchweizen-Kascha mit gedünsteten Zwiebeln
- » **21 Uhr:** 100 ml Aloe-Vera-Trinkgel

Tag 5

- » **6 Uhr:** 2 Gläser warmes Wasser
- » **8 Uhr:** 1 TL Gerstengrassaft-Pulver, in Wasser aufgelöst
- » **9 Uhr:** 100 ml Aloe-Vera-Trinkgel
- » **10.30 Uhr:** Smoothie aus 1 Mango, einer Handvoll Grünkohl, ein paar Blättern Minze, Melisse und etwas Koriandergrün

- » **13 Uhr:** Kürbis-Süßkartoffel-Suppe mit Sauerkraut
- » **15 Uhr:** Tiramisu
- » **17 Uhr:** Gekochte Gemüsesuppe
- » **19 Uhr:** 1 Avocado mit Kräutersalz und Leinöl
- » **21 Uhr:** 1 TL Gerstengrassaft-Pulver, in Wasser aufgelöst

Nicht allein die sorgfältige Trennung der Lebensmittelgruppen ist dafür verantwortlich, ob unsere Nahrung uns gesund erhält oder belastet und krank macht; Auch die Zubereitungsmethode ist entscheidend. Wärme verursacht chemische Reaktionen. Wird Nahrung gekocht, reagieren die Inhaltsstoffe miteinander. Dadurch ändern sich nicht nur die Beschaffenheit und der Geschmack, sondern es entstehen auch chemische Verbindungen, auf die unser Körper von Natur aus nicht eingestellt ist. Mehr darüber erfährst du im folgenden Kapitel.

Roh oder gekocht?

Rohkost hat einen sehr großen Vorteil für unser Leben und unsere Gesundheit, denn sie ist lebendige Nahrung, die alle lebensnotwendigen Nährstoffe enthält, und zwar in ihrer ursprünglichen naturgegebenen Form. Als Rohkost gelten für mich Lebensmittel, die nicht höher als 42 °C erhitzt werden. Bei Temperaturen darüber beginnt die Zerstörung von wichtigen Enzymen.

Für gewöhnlich essen wir viel zu wenig rohe, naturbelassene Nahrung, was uns stark beeinträchtigt. Dabei hält gerade die Rohkost uns jung und vital, indem sie Alterungsprozesse in Schach hält.

Viele Menschen können sich schwer vorstellen, nur rohe Nahrungsmittel zu essen, und haben ein großes Verlangen nach gekochter Nahrung. Das ist ganz normal, denn wir wurden von klein auf daran gewöhnt. Wenn du weiterhin gekochte Nahrung essen möchtest, empfehle ich dir, dich an die Regeln der Trennkost zu halten. Mindestens die Hälfte unserer Nahrung sollte jedoch roh sein; besser für die Gesundheit ist es jedoch, wenn Rohes überwiegt.

Eine Mischform

Wenn du dich entscheidest, teilweise auf Rohkost umzustellen, empfehle ich dir, ein Essensprotokoll zu führen und dich gut zu beobachten, um herauszufinden, wie du rohe und gekochte Speisen verträgst. Wenn dein Darm entzündet ist, kann es sein, dass er mit Beschwerden und Unverträglichkeiten auf die ungewohnte Kost reagiert. Häufig ist dies am dritten Tag deiner Essensaufnahme der Fall. Das bedeutet: Wenn du heute etwas Bestimmtes isst, spürst du die Auswirkung davon erst am dritten Tag. Mit deinem Essensprotokoll kannst du genau verfolgen, welche Lebensmittel und welche Kombinationen für dich wirklich gut verträglich sind und welche nicht. Schreibe daher ganz penibel auf, was und wann du isst und trinkst. Notiere auch, wie es dir dabei geht. Nur so kannst du wirklich herausfinden, was deine optimale Ernährung ist.

Wenn man Rohes und Gekochtes während einer Mahlzeit isst, sollte man zuerst die rohe Nahrung und dann die gekochte verzehren und nicht beide vermischen. Günstiger ist jedoch, wenn man bis zum Nachmittag roh isst und erst am Abend ein warmes Gericht zu sich nimmt.

Wie die Umstellung am besten gelingt, erfährst du im nächsten Kapitel auf Seite 72.

Acrylamid

Sobald Nahrung erhitzt wird, reagieren die verschiedenen Inhaltsstoffe miteinander und verändern ihre Beschaffenheit. Sie bilden sogenannte Derivate, von denen einige in Verdacht stehen, gesundheitsschädigend zu sein.

Acrylamid ist ein Stoff, der in der chemischen Industrie bekannt ist und als Bestandteil für Kunststoffe verwendet wird. Im Jahr 2002 entdeckten schwedische Forscher das Acrylamid in Knäckebrot und Chips. Anfangs dachte man an eine Verunreinigung, aber dann stellte sich heraus, dass kohlenhydrathaltige Nahrungsmittel die gesundheitsschädigende Chemikalie beim Braten, Backen und Frittieren bilden.

Bei höheren Temperaturen ab 150 °C werden Lebensmittel beim Backen, Braten und Frittieren braun, was erwünschte Aromen und Geschmacksstoffe frei werden lässt – aber eben auch Acrylamid. Je höher die Temperatur und je länger die Zubereitungszeit, desto mehr Acrylamid entsteht. Auch gerösteter Kaffee ist mit Acrylamid belastet. Bei Temperaturen ab 170 °C steigen die Acrylamid-Werte enorm an. So gesehen sind Backen, Braten, Frittieren und Rösten absolut ungesund. Röstkartoffeln, Chips, Pommes frites und Bratkartoffeln, Kroketten, Kuchen, Kekse, Knäckebrot, geröstete Frühstücks-Cerealien, Kaffee, Kakao, gerösteter Getreide-Kaffee, geröstete Nüsse, Zwieback und Kekse, unser geliebtes tägliches Brot, ganz besonders solches mit Samen, die mit der Kruste schön braun und knusprig werden, ganz zu schweigen von Pizza und Aufläufen = sie alle enthalten das gefährliche Acrylamid.

Uneins sind sich Forscher darin, wie hoch die Gesundheitsbelastung durch den Stoff ist. In Tierversuchen fand man heraus, dass Acrylamid krebserregend ist, Nervenschäden verursacht und das Erbgut verändert. Es ist wasserlöslich und kann daher während des Verdauungsprozesses vom Körper gut aufgenommen und in alle Organe transportiert werden.

Acrylamid ist nur ein Beispiel für schädliche Derivate. Erhitzen setzt immer eine chemische Reaktion in Gang. Welche Stoffe dadurch entstehen, kommt oft nur durch einen Zufall ans Tageslicht = wie eben auch beim Acrylamid. Wenn man verschiedene Lebensmittel zusammen erhitzt, gehen die verfremdeten Stoffe wiederum Reaktionen miteinander ein. Wie sehr wir unserer Gesundheit damit schaden, ist längst noch nicht vollständig erforscht worden. Du kannst dich dieser Problematik jedoch entziehen, indem du möglichst viel Rohkost isst, auf Zusatzstoffe in der Nahrung verzichtest, und wenn du Verlangen nach etwas Gekochtem hast, Gemüse in etwas Wasser dünstest, statt in Öl anzubraten. Unserer Gesundheit zuliebe sollten wir auf Backen und Braten am besten für immer verzichten. Das muss keinen Verzicht bedeuten, wie dir die köstlichen Rezepte ab Seite 73 zeigen.

Zucker

Oft fragen mich Leser und Seminarteilnehmer, welchen Zucker ich verwende. Diese Frage ist rasch beantwortet: keinem. Ich esse seit Jahren keinen Zucker mehr, nur in Form von frischem und hin und wieder ein paar getrockneten Früchten und Beeren. Das ist für mich süß genug und auch viel gesünder. Industrieller Zucker, aber auch Rohrzucker wirken belastend auf unseren Körper und schwächen vor allem die Bauchspeicheldrüse. Kindern bis 3 Jahren sollte man gar keinen Zucker und auch keinen Zuckerersatz wie Honig geben.

Honig

Als Veganerin esse ich keinen Honig, denn bei der Produktion werden zahlreiche Bienen unter Stress gesetzt und getötet. Auch wenn Honig allgemein als natürlich und gesund dargestellt wird, kann ich dem nicht zustimmen. Honig besteht zu 20 bis 40 Prozent aus Wasser, und der Rest ist eine Mischung von verschiedenen Zuckerarten. Enzyme werden durch das Schleudern des Honigs und seine Aufbereitung zu großen Teilen zerstört. Wegen seiner Konsistenz dringt Honig in die Zahnzwischenräume ein und bleibt länger an den Zähnen kleben, womit er dem Zahnschmelz schadet und das Wachstum von Bakterien fördert.

Darüber hinaus gehört Honig den Bienen und nicht dem Menschen. Das Bienensterben geht nicht allein auf Pestizide zurück, sondern ist eine Folge des Eiweißmangels von Bienen, denen der natürliche Honig weggenommen wird und die dadurch anfälliger für Milbenbefall werden. Wenn aber die Bienen sterben, sieht es für unseren Planeten schlimm aus, da sie für die Bestäubung von Pflanzen sorgen. Wir können problemlos auf Produkte aus der Imkerei verzichten, es gibt genug Alternativen dafür. Wenn wir Bienen ausbeuten, verursachen wir schlechtes Karma und stören das Gleichgewicht in der Natur.

Für die Rezepte ab Seite 73 empfehle ich als zusätzliches Süßungsmittel etwas rohen Agavendicksaft. Ahornsirup wird mehrfach eingekocht und ist daher nicht in Rohkostqualität erhältlich.

Stevia

Stevia ist eine süß schmeckende Pflanze, die aus Südamerika kommt. In vielen Ländern wird sie als gesundes Süßungsmittel genutzt. Stevia enthält keinen Zucker, so gut wie keine Kalorien und ist sogar eine Heilpflanze, denn sie reguliert den Blutzuckerspiegel, schützt die Zähne vor Karies und wirkt leicht blutdrucksenkend. Ich setze jedes Jahr in meinem Garten eine Steviapflanze, die man heute in fast jeder Gärtnerei kaufen kann. Die Blätter gebe ich in grüne Smoothies, in den Tee und trockne sie für den Winter.

In Supermarktregalen finden wir Stevia-Süßungsmittel. Hierbei handelt es sich um einen Extrakt, der mithilfe von Chemikalien wie z. B. Aluminiumsalzen aus der Pflanze herausgelöst und anschließend gereinigt wird. Dieses Verfahren gilt als umweltschädigend und wird häufig in Ländern wie China durchgeführt. Das Endprodukt wird als E960 deklariert und ist 450-mal süßer als Zucker. Dieser Stoff hat mit der Steviapflanze so gut wie nichts mehr zu tun, und daher kann ich ihn auf keinen Fall empfehlen.

Xylit

Xylit oder Birkenzucker ist ein Zuckeraustauschstoff. Es sieht wie feinster weißer Zucker aus und schmeckt sehr süß, ähnlich wie ein Süßstoff, ist jedoch natürlicher Herkunft. Finnischen Studien zufolge reduziert Xylit Karies und beseitigt Plaque. Es ist häufig in sogenannten Zahnpflegekaugummis enthalten.

Meiner Ansicht nach kann man Xylit während der Umstellung auf eine gesunde, zuckerfreie Ernährung eine Weile sparsam verwenden. Bei Zuckersucht kann man den Mund mit in Wasser aufgelöstem Xylit spülen, statt nach Süßem zu greifen. Das hilft, die Sucht zu überwinden, und pflegt gleichzeitig die Zähne.

Ich selbst meide jedoch alle im Labor hergestellten Produkte. Xylit und Steviapulver fühlen sich für mich nicht natürlich an, und daher möchte ich es meinem Körper nicht antun, sie zu verzehren.

Trockenfrüchte

Trockenfrüchte enthalten konzentrierten Fruchtzucker und sollten daher nur sehr selten gegessen werden, vor allem nicht in Verbindung mit Getreiden, Samen und Nüssen. Auch Fruchtzucker greift die Zähne an, daher rate ich dazu, den Mund nach dem Verzehr gut mit Natron oder Salzwasser zu spülen. Trockenfrüchte, die zur Konservierung geschwefelt wurden, sollte man niemals essen. Schwefeldioxid (E220) wird verwendet, damit die Früchte ihre helle

Farbe behalten und Mikroorganismen sich nicht weiter vermehren. Durch diese Konservierung gehen Vitamine verloren. Ihr Verzehr kann Kopfschmerzen, Allergien, Magenbeschwerden und Asthmaanfälle verursachen. Fertigprodukte wie Backwaren, Müsliriegel und andere Süßigkeiten enthalten oft geschwefelte Früchte.

Soja und Tofu

Soja wird von Veganern gern gegessen, ob als Tofu-Fleisch, Soja-Wurst, Aufstrich, Joghurt, Pudding oder Pflanzenmilch. Sojaprodukte sind in großen Mengen jedoch bedenklich. Sie enthalten viele sekundäre Pflanzenstoffe wie Isoflavone, die unseren Hormonhaushalt stören und sogar eine krebsfördernde Wirkung zeigen können. Außerdem gehört Soja zu den Hülsenfrüchten und verursacht Blähungen.

Wichtig: Sojaprodukte gehören zur Gruppe der Eiweißlebensmittel und vertragen sich nicht mit Kohlenhydraten.

Wenn du Sorge hast, durch eine rein pflanzliche Ernährung ohne sogenannte Fleischersatzprodukte wie Tofu und Tempeh zu wenig Eiweiß zu dir zu nehmen, lies noch einmal das Kapitel »Eiweiß« auf Seite 26 und erinnere dich: Auch pflanzliche Nahrung enthält Proteine, und dein Körper ist in der Lage, sie mithilfe von Stickstoff selbst herzustellen.

Weizenfleisch/Seitan

Weizenfleisch wird aus Getreide hergestellt und ist meiner Meinung nach besser verträglich als Sojaerzeugnisse. Ich selbst werde Seitan nicht mehr essen, aber für den Übergang vom Allesesser oder Vegetarier zum Veganer ist Weizenfleisch durchaus eine Alternative. Besser, man macht einen Ausrutscher und isst ein Weizenschnitzel oder Weizenwurst, die wirklich lecker schmecken, als dass man zu tierischen Produkten greift.

Wer eine Glutenempfindlichkeit oder -allergie hat, sollte auf Weizenfleisch unbedingt verzichten. Als Alternative bietet sich die Lupine an, die nicht nur glutenfrei ist, sondern ein basisches Eiweiß und alle acht essenziellen Aminosäuren enthält. Lupinenmehl und -erzeugnisse sind im Bioladen und im Internethandel erhältlich.

Kaffee

Eine Tasse Kaffee zum Frühstück und Kaffee und Kuchen am Nachmittag sind in unserer Gesellschaft die Norm. Dabei ist Kaffee alles andere als gesund. Er wirkt wie ein Säureschock auf unseren Körper, stört den Säure-Basen-Haushalt und verändert das Bewusstsein. Kaffee ist ein Medikament und kein Lebensmittel und gehört daher in die Apotheke und nicht in den Lebensmittelladen. Er wirkt stark auf die Zirbeldrüse, unterdrückt unsere Verbindung zur geistigen Welt und schwächt unseren freien Willen (siehe Seite 69).

Kaffeebohnen werden nach der Ernte geröstet, wobei giftiges Acrylamid entsteht, das unseren Körper zusätzlich belastet.

Meiner Erfahrung nach sollte man Kaffee nur äußerlich verwenden, etwa zum Haarefärben oder als Körperpeeling, aber nicht zum Trinken.

Schwarzer und grüner Tee

Schwarzer Tee ist ein belebendes Getränk und gilt als gesündere Alternative zum Kaffee. Das stimmt jedoch nicht ganz, denn das enthaltene Koffein wirkt bewusstseinsverändernd und stört unsere natürliche Schwingung. Das Gleiche gilt für grünen Tee. Oft wird grüner Tee wegen der vielen Antioxidantien empfohlen. Diese sind jedoch auch in frischem Obst, Gemüse, grünen Blättern und Kräutern enthalten.

Um die Wirkung von Koffein im Tee zu spüren, kann man ein Experiment machen, und zwar für 3 Monate ganz auf Tee, Kaffee und Cola verzichten und anschließend eine Tasse grünen Tee am Abend trinken. Dann merkt man, wie sehr er aufputscht und den

Schlaf stört. Frage dich auch, ob du einem kleinen Kind Tee oder Kaffee geben würdest. Wenn deine Antwort Nein lautet, überlege dir, warum du ihn trinken würdest.

Schwarzer und grüner Tee sind wie Kaffee Suchtmittel und sollten nur äußerlich angewendet werden. Tee kann man als Haarspülung oder Badezusatz verwenden. Ich empfehle jedoch einen Aufguss aus Kräutern oder Natronbäder (siehe Seite 180 und 185).

Bio-Säfte

Bio-Säfte sind gesund – allerdings gilt dies nur für frisch gepresste Säfte, die sofort nach der Zubereitung getrunken werden. Alles, was in Flaschen, Dosen und Plastikpacks steckt, kann nicht gesund sein, denn die Säfte werden erhitzt, um sie haltbar zu machen. Dabei werden lebensnotwendige Stoffe zerstört, und übrig bleibt konzentrierter Zucker mit Farbe und Geschmack. Besser ist es, die Früchte einfach zu essen, und wenn man Durst hat, reines Wasser zu trinken. Wenn man seine Kinder von klein auf an Wasser gewöhnt, werden sie auch später nicht nach Säften und Fruchtsaftgetränken greifen. Bei uns zu Hause gibt es nur Wasser zum Trinken. Ein frisch gepresster Saft hingegen gilt als energiereiche und sättigende Mahlzeit.

Ab Seite 80 findest du gesunde Rezeptideen für frisch gepresste Säfte voller Pflanzenkraft.

Erfrischungsgetränke

Ich persönlich halte alle abgepackten Getränke für eine Verschwendung. Sie belasten nicht nur unsere Gesundheit und den Geldbeutel, sondern auch unsere Umwelt, denn sie erzeugen Müll. Mit Ausnahme von 100 Prozent reinem Kokoswasser enthalten Erfrischungsgetränke Zucker (Fruchtzucker), Säuren, Aromen und Farbstoffe. Auch Limonaden aus dem Bioladen sind nicht besser, denn Bio ist nicht automatisch gesund.

Am schädlichsten sind Colagetränke, denn ihnen werden Phosphorsäure, und sehr viel Zucker zuge-osphorsäure bringt den Calci-wechsel des Körpers aus dem Gleichgewicht, sodass die Aufnahme des wichtigen Minerals in Knochen und Zähnen verhindert wird.

Über die Jahre hinweg beobachte ich das Phänomen, dass viele Kinder es nicht gewohnt sind, Wasser zu trinken. Viele Freunde unserer Kinder haben, wenn sie bei uns zu Besuch waren, zum ersten Mal pures Wasser getrunken. Da ihr späteres Essverhalten durch die Eltern und Bezugspersonen geprägt wird, finde ich es wichtig, sie an natürliche Speisen und Wasser zu gewöhnen. Auch Kindergeburtstage kann man prima ausrichten, indem man statt der üblichen Erfrischungsgetränke Wasser, Kräutertees, frisch gepresste Säfte und frisches Obst und Gemüse zum Knabbern bereitstellt.

Gerstengras und Gerstengrassaft

Gerstengras ist ein hoch basisches Lebensmittel, das den Säure-Basen-Haushalt im Körper reguliert. Es zeichnet sich durch eine hohe Nährstoffdichte aus, ist reich an Kalium, Eisen, Calcium, Vitamin C und Chlorophyll. Darüber hinaus enthält es Magnesium, Zink, Natrium, Phosphor, Schwefel, Kupfer und Chlor sowie viele Ballaststoffe.

Gerstengras kann man selbst anpflanzen oder in Form von Pulver, Kapseln oder Tabletten kaufen. Den höchsten Gehalt an Vital- und Nährstoffen hat das frische Gras. Saatkörner sind im Reformhaus oder in Bioläden erhältlich. Du kannst sie das ganze Jahr über in Blumentöpfe pflanzen. Gerstengras wächst schnell, und man kann bis zu dreimal davon ernten. Ich schneide die benötigte Menge mit der Schere ab, und es wächst wieder nach.

Beim Kauf von getrocknetem und in Pulver gemahlenem Gerstengras gilt es, den Unterschied zwischen Gerstengraspulver und Gerstengrassaft-Pulver zu beachten. Ersteres sind die getrockneten und gemahlenen Gräser. Bei Letzterem handelt es sich um frisch gepresste Gräser, die schonend bei 42 °C zu einem Pulver getrocknet werden. Gerstengraspulver kann man zur Zubereitung von Smoothies und Saucen nutzen, während Gerstengrassaft-Pulver aufgelöst in Wasser ein kostbares Getränk ergibt, bei dem die Bestandteile der Zellen des Gerstengrases durch das Pressen aufgeschlossen wurden.

Vitaminpillen und Mineralien

Ich habe mich sehr lange gegen Nahrungsergänzungsmittel gewehrt, weil ich der Meinung war, dass wir durch die Natur alles bekommen können, was wir brauchen. Mittlerweile enthalten unsere Lebensmittel jedoch viel weniger Vitalstoffe als noch vor 50 Jahren. Dank Monokulturen, Genmanipulation und Umweltgiften wird diese Tendenz weiter steigen. Meine ganze Familie und ich nehmen heute Nahrungsergänzungsmittel, weil wir täglich einfach nicht genug Grünes und Rohes essen können, um unseren Vitalstoffbedarf zu decken. Es gibt jedoch sehr viele Präparate auf dem Markt, die mehr schaden als helfen. Das sind synthetische oder isolierte Stoffe, die sogar in Supermärkten billig angeboten werden. Schauen Sie sich daher nach natürlichen Mitteln wie Aloe-Vera-Trinkgel um, um sich vital und gesund zu erhalten.

Alkohol

Alkohol zu trinken ist schädlich, und zwar ohne Ausnahme. Schon in geringen Mengen stört er die Konzentration, steigert die Risikobereitschaft und verlängert Reaktionszeiten. Je mehr konsumiert wird, desto heftiger reagiert der Körper. Die Symptome verstärken sich, das Bewusstsein wird getrübt, und der Alkohol wirkt als Zellgift auf unser wichtiges Entgiftungsorgan, die Leber. Gehirnsubstanz wird abgebaut, die Persönlichkeit verändert sich, der ganze Körper nimmt Schaden.

In unserer Gesellschaft gehört Alkohol ganz automatisch zu festlichen Anlässen, Partys und geselligem Zusammensein dazu – obwohl er süchtig macht. Viele Jugendliche folgen dem Konsumverhalten ihrer Eltern und anderer Vorbilder und beginnen bereits in der Pubertät zu trinken, wenn ihr Körper noch in der Entwicklung begriffen ist und sich Gehirn und Nervenzellen weiter ausbilden. Hinzu kommt, dass Alkohol enthemmt und gerade bei Jugendlichen große Gefahren nach sich ziehen kann, von Aggressionen bis hin zu Unfällen. Dennoch ist Alkohol »gesellschaftsfähig« und wird in den Medien stark beworben.

Ein Mythos besagt, dass ein Glas Rotwein oder Bier vor dem Schlafengehen den Schlaf fördert. Ich frage mich, wem solche Informationen dienen. Alkohol ist ein Zellgift. Durch Alkohol werden die Muskeln im Rachenraum schwach, er fördert das Schnarchen und belastet den Körper während der Nachtstunden, wo er doch eigentlich regenerieren sollte. Zu einem gesunden Leben gehört meiner Meinung nach der völlige Verzicht auf diese schädliche Substanz (mit Ausnahme von äußerlichen Anwendungen von hochprozentigem, leicht flüchtigem Alkohol zur Wunddesinfektion – obwohl ich Alkohol mittlerweile auch dafür nicht mehr verwende).

Bio ist mehr

Bio bedeutet nicht nur den Verzicht auf Pestizide und künstlichen Dünger, sondern auch Umweltschutz, fruchtbarere Böden, sauberes Wasser, Schutz für Klima, Liebe zur Natur, bessere Qualität und mehr Freude. Bioprodukte haben höhere Schwingungen. Je höher ein Nahrungsmittel schwingt, desto weniger Energie raubt es einem bei der Verdauung und Verwertung.

Bioprodukte sind kein Luxus, sondern ein Muss. Supermärkte und Massenware stellen eine große Gefahr für unsere Gesundheit dar. Die angebotenen Produkte sind zum größten Teil gesundheitsschädigend, denn sie enthalten gefährliche chemische Substanzen, künstliche Stoffe, Aromen und Vitamine, Füllstoffe, Krankheitserreger, Gentechnik, Antibiotika und Hormone. Industrienahrung ist ein Verbrechen gegen die Menschheit mit schwer-

wiegenden Folgen, die noch auf uns zurückfallen werden.

Bis zu 80 Prozent unserer Lebensmittel kommen direkt oder indirekt aus China. Dort gelten andere Lebensmittelgesetze als in der EU. Neben extrem hohen Schadstoffbelastungen gelangen auch genmodifizierte Produkte in den Handel, was nur wenigen Verbrauchern bewusst ist. In China werden bis zu 27.000 verschiedene Pestizide eingesetzt. Die Bauern leiden an Organ- und vor allem Gehirnschäden. Über die importierte Ware dringen die Gifte auch zu uns. Insbesondere die Kinder gilt es zu schützen, da ihre Gehirne noch in der Entwicklung begriffen sind.

Zu günstigsten Preisen werden Erdbeeren, Äpfel, Birnen, Zitronen, Kohl, Knoblauch, Wassermelonen, Erdnüsse, Schokolade, Reis, Pilze, Spinat, Tee, Teigwaren,

Hähnchenfleisch und andere, aber auch Zutaten für Marmeladen, Säfte und vieles mehr importiert. Viele Großbäckereien und Tankstellen verkaufen chinesische Brötchen, die tiefgefroren importiert und hier aufgebacken werden. Diese enthalten Herbizid-Rückstände und unter anderem das toxische Pestizid Benzoylperoxid.

Der meist verkaufte Apfelsaft stammt aus China und ist bedenklich, denn die Äpfel werden dort mit giftigen Pestiziden behandelt. Chinesischer Reis ist voll von Schwermetallen, wie Cadmium, Blei und Arsen, die im Verdacht stehen, innere Organe zu schädigen. Die bekannten chinesischen Instant-Nudeln enthalten Aluminium. Im Knoblauch werden toxische Pestizide wie Phorat und Parathion nachgewiesen. Chinesische Birnen sind giftig, denn sie enthalten häufig Rückstände des Insektizids Hexachlorcyclohexan, das die Atemwege angreift, Muskelzucken und Herzflimmern auslöst. Das alles und noch viel mehr findet man hierzulande in Supermärkten, ohne dass es deklariert und der Verbraucher geschützt wird. Damit aber haben die Angebote in Discountern wie auch das Essen in Restaurants in Wahrheit einen hohen Preis. Ich empfehle dir, nicht an der falschen Stelle zu sparen und vor allem nicht, wenn es um deine Gesundheit und die deiner Kinder geht.

Es liegt immer in der Verantwortung des Einzelnen, sich zu informieren und entsprechend zu handeln. Lebensmittel mit anerkanntem Bio-Siegel werden ohne künstliche Pflanzenschutzmittel, Stickstoffdünger und Gentechnik erzeugt. Fertigprodukte bestehen zu mindestens 95 Prozent aus Zutaten, die ebenfalls Bio sind.

Marmeladen, Mayonnaisen, Ketchup, Senf und Soßen aus dem Supermarkt hingegen enthalten Benzoesäure (E210) oder ihre Salze (E211–213). Sie werden verwendet, um die Bildung von Hefen und Bakterien in Lebensmitteln zu verhindern. Durch regelmäßigen Verzehr können die Benzoesäure und ihre Salze zu einer dauerhaften Schädigung des Nervensystems führen. In Bioprodukten sind diese Substanzen nicht erlaubt. Glutamat ist ein Geschmacksverstärker und verwirrt den natürlichen Instinkt. Es steigert den Appetit und führt daher zur Übergewicht, unterdrückt die Gehirnfunktion und kann Alzheimer verursachen. Glutamat ist zahlreichen Fertiggerichten wie Suppen, Aufläufen, Eintöpfen, Chinagerichten, Soßen, aber auch Chips und Knabbereien zugesetzt. Phosphorsäure, die nicht nur in Cola, sondern auch in isotonischen Getränken, Fruchtsäften und sogar Milchmixgetränken enthalten ist, kann bei dauerhaftem Konsum die Knochensubstanz schädigen und greift den Zahnschmelz an. In Bioprodukten ist der Zusatz all dieser Stoffe nicht gestattet.

Dies sind nur einige wenige Beispiele, die zeigen, dass ein Lebensmitteldiscounter heutzutage einer Chemiefabrik ähnelt. Am besten macht man einen großen Bogen um solche Geschäfte, kauft frische, unbehandelte Bio-Ware möglichst aus der Region und bereitet das Essen selbst zu.

Der Anbau von Obst und Gemüse im eigenen Garten, in Schreber- oder Gemeinschaftsgärten erhält immer mehr Bedeutung, denn er ist sicherer und gesünder. Gartenarbeit wirkt sich wohltuend auf Körper, Geist und Seele aus. Sie verbindet uns wieder mehr mit der Natur und mit Mutter Erde. Wir werden bewusster und erhöhen dadurch unsere Schwingungen.

Ich habe nur einen kleinen Garten, und trotzdem baue ich darin Tomaten, Gurken, Zucchini, Karotten, Rote Bete, Kürbisse, Zwiebeln, Knoblauch und natürlich viele verschiedene Salate und Kräuter an. Das ist für mich eine Beschäftigung, die mir Spaß macht, mich erdet und mich in Einklang mit der Natur bringt. Und wenn du keinen Garten zur Verfügung hast, kannst du auf dem Balkon oder vor dem Küchenfenster verschiedene Kräuter und andere kleinere Pflanzen ziehen und dich auf diese Weise mit der Natur verbinden.

ERNÄHRUNG AUS SPIRITUELLER SICHT

Auf den vorigen Seiten haben wir uns überwiegend mit den Auswirkungen der Nahrung auf unsere Gesundheit und insbesondere unseren Körper beschäftigt. Doch natürlich beruht die Entscheidung, was wir essen und was nicht, auch auf ethischen Grundsätzen und dem Grad unseres Mitgefühls. Unsere Ernährung hat einen direkten Einfluss auf unsere Psyche, und zwar auf die bewussten wie auch die unbewussten Ebenen. Die Wahl unserer Nahrungsmittel hängt davon ab, auf welcher Entwicklungsstufe wir geistig stehen. Ein bewusster Mensch wählt seine Nahrung entsprechend und vermeidet Leid, indem er auf Nahrungsmittel tierischer Herkunft verzichtet und das zu sich nimmt, was er wirklich braucht, und zwar aus Quellen, die unsere Umwelt so wenig wie möglich belasten. Das ist ein natürlicher Prozess, der meistens von innen heraus gesteuert wird.

In unserem Leben ist es von großer Bedeutung, dass wir die Verantwortung für unsere Gesundheit übernehmen, und dazu gehört selbstverständlich eine Ernährung, die uns ganzheitlich unterstützt.

Lebendige Pflanzennahrung belebt und reinigt Körper und Geist. Konsumieren wir aber tote und künstliche Nahrung, schädigen wir unsere Zellen und spüren die Auswirkungen des Toten und Künstlichen unbewusst in unserer Psyche, da sie uns von der Natur und Allem-was-Ist ein Stück weit entfernt. Lebendige Nahrung hält uns nicht nur gesund, sondern auch jung und schenkt uns Energie.

Was ist eine lebendige Nahrung? Wissenschaftler können sich gern hierüber streiten – doch für mich ist lebendige Nahrung eine, deren Aura leuchtet und voller Leben ist. Nur das, was von seiner Energie her noch lebendig ist, kann uns Leben und Vitalität schenken. Wenn man einen Apfel in der Erde vergräbt, entsteht daraus ein Apfelbaum. Wenn man aber ein Stück Fleisch in der Erde vergräbt, verwest es. Ganz ähnlich verhält es sich auch mit Nahrung und unserem Körper. Er wird belebt oder der Verwesung ausgesetzt.

Ich beschäftige mich schon sehr lange mit dem Thema Ernährung, besonders aus spiritueller Sicht. Nachdem ich die Aura und Energiestrukturen wahrnehmen kann, habe ich mich selbst eine Zeit lang vor und nach dem Essen im Spiegel beobachtet und die Wirkung bestimmter Lebensmittel auf meinen Körper studiert. Dabei habe ich festgestellt, dass Lebensmittel wie Brot, Kekse, Bohnen oder Nudeln meine Energie schwächen. Außerdem machen alle Produkte tierischer Herkunft die Aura kleiner und dunkler, weswegen ich schon seit vielen Jahren nichts mehr esse, was von Tieren kommt, auch keinen Honig. Schon ganz wenig Alkohol schwächt die Energiebahnen und sorgt für Löcher in der Aura. Das Beste für mein System ist biologisch angebautes Obst und Gemüse – ganz besonders aus meiner Gegend und noch viel mehr aus meinem eigenen Garten –, sowie viele grüne Pflanzen, Blätter und Wildkräuter. Ich habe mit der Zeit gelernt, meinem Körper das zu geben, worum er mich bittet. Mein Körper liebt einfaches Essen und nicht die komplizierten Rezepte oder exotischen Zutaten. Ich esse heute, wie ich atme, einfach und natürlich, sodass mein Körper durch nichts belastet, sondern genährt wird. Diese Lebensweise unterstützt mein spirituelles Wachstum, und ich merke, wie ich dadurch körperlich und geistig profitiere.

2010 haben meine Mutter, mein Mann und ich unsere Ernährung größtenteils auf pflanzliche Rohkost umgestellt und nur gelegentlich gekochte vegane Nahrung zu uns genommen. Es war ein sehr interessanter Weg, wir wurden dadurch nicht nur schlanker, sondern auch viel gesünder und vitaler. Die Rohkosternährung zeigte uns sehr schnell und ganz deutlich ihre Vorteile, indem es uns einfach gut ging. Der Gewichtsverlust bedeutete eine wunderbare Entschlackung unseres Körpers, wurde aber von der Außenwelt nicht immer positiv bewertet. Menschen aus unserem Umfeld brachten unserer Lebensweise kein oder nur wenig Verständnis entgegen, aber wir haben es trotzdem durchgestanden.

Durch Rohkost wurde nicht nur meine Gesundheit, sondern auch meine Psyche stabiler. Meine geistigen Fähigkeiten wurden tiefer und erweitern sich

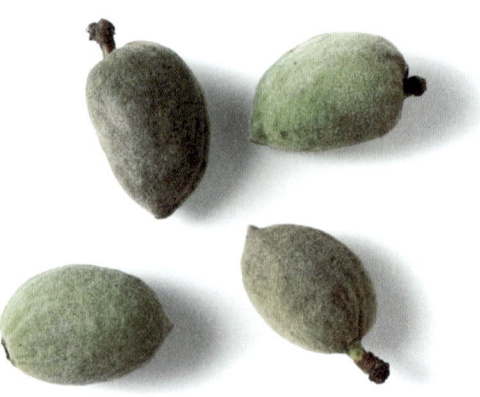

stetig. Ich finde, dass ein Rohköstler eine schönere Aura hat. Sie ist gleichförmig und stark. Die Manifestationskraft eines Rohköstlers ist viel stärker als bei einem Veganer, das habe ich bei mir selbst und auch anderen festgestellt. Bereits wenige Monate nach der Umstellung auf Rohkost merkt man, wie die geistigen Fähigkeiten wachsen, ist man psychisch viel stabiler und weniger offen für manipulative Informationsfelder. Denn es erfordert schon eine Menge Willenskraft, Durchsetzungsvermögen und Zielstrebigkeit, die Ernährung umzustellen und dies auch beizubehalten.

Bei veganer und ganz besonders bei rohköstlicher Ernährung wird ein Teil der Lebensenergie befreit, die normalerweise nur begrenzt zur Verfügung steht. Ein »normaler«, alles essender Mensch verbraucht täglich rund 80 Prozent seiner Lebensenergie allein für die Verdauung. Durch Aufnahme von tierischen Produkten geht besonders viel Lebensenergie verloren, denn ihre Verdauung nimmt mehr Zeit in Anspruch. Darüber hinaus muss der Körper viel Energie aufwenden, um sich von den Schlacken zu befreien, was ihm nicht vollständig gelingt. Tierische Produkte stören den natürlichen Hormonhaushalt und verhindern dadurch die Pranaaufnahme in den Chakren (Energiezentren). Prana ist Lebensenergie, die fließende Kraft, die alles durchdringt. Durch eine unnatürliche Lebensweise und falsche Ernährung verhindern wir den Fluss und erschaffen in uns Mangelzustände auf körperlicher und feinstofflicher Ebene.

Stellt man sein Essen auf vegan um, befreit man 10 bis 15 Prozent seiner Lebensenergie. Stellt man auf frische und lebendige Nahrung (Rohkost) um, befreit man 20 bis 60 Prozent. Je weniger man die Lebensmittel miteinander mischt und verändert, desto mehr Energie gewinnt man.

Aus energetischer Sicht sollten wir bedenken, dass Zucker, ungesunde Kohlenhydrate und Fleischerzeugnisse unser Milzchakrasystem belasten. Das untere und das obere Milzchakra sind wichtige Nebenchakren in unserem feinstofflichen Körper. Das obere Milzchakra sitzt über der Leber im feinstofflichen Bereich des Körpers, das untere befindet sich über der Milz, ebenfalls im spirituellen Körper. Beide stehen mit dem Solarplexuschakra, das unterhalb des Brustbeins liegt, in einem intensiven Austausch und bilden zusammen ein Zentrum der Lebensenergie. Die Milzchakren und das Solarplexuschakra bezeichnet man als Milzchakrasystem. Es absorbiert die Pranaenergie und leitet sie an alle Chakren weiter. Somit hat es Einfluss auf unser Glücksgefühl und steht in Wechselwirkung mit der Nahrungsaufnahme.

Die beiden Milzchakren sind für die Sekretion der Drüsen und ein gesundes Funktionieren der ihnen zugehörigen Organe zuständig und essenziell wichtig für die Reinigung und Entgiftung des physischen wie des feinstofflichen Körpers. Die Milzchakren haben einen enormen Einfluss auf den Energiehaushalt unseres ganzen Körpersystems. Wenn die Milzchakren blockiert sind, sind wir nicht in der Lage zu erwachen, um unsere höchste Schwingung und universelle Weisheit zu erlangen. Du kannst mehr darüber in meinem Buch »Geistige Heilung« lesen (siehe Seite 189).

Denke auch daran, dass Kaffee, schwarzer Tee und alle gerösteten Lebensmittel den Körper nicht nur übersäuern, sondern auch die Zirbeldrüse vergiften. Die Zirbeldrüse befindet sich in unserem Gehirn und steht in Verbindung mit unserem freien Willen. Sie ist eine Antenne in die geistige Welt, durch die wir die Stimme unseres höheren Selbst und des Universums empfangen.

Alkohol ist nicht allein für unseren physischen Körper eine Belastung, sondern wirkt auch auf psychischer und energetischer Ebene zerstörerisch, denn er verschiebt unsere Aura und öffnet uns für fremde Energien. Schon ganz kleine

Mengen von Alkohol fügen unserem feinstofflichen System Schäden zu, die nur schwer zu beheben sind.

Dagegen erspart uns ein Apfel am Tag nicht nur den Arzt, sondern auch den Geistheiler. Denn diese wunderbare Frucht verbessert die Energie und schützt uns vor fremden Beeinflussungen. Ganz besonders wirkungsvoll sind die Apfelkerne – daher iss sie immer mit.

Manche Menschen suchen aus emotionalen Gründen Trost beim Essen und bevorzugen eher ungesunde Nahrungsmittel, rauchen und trinken Alkohol. Dies hängt unter anderem auch mit den Energien zusammen, die wir im Leben zur Verfügung haben. Je weniger Energie wir besitzen, desto offener sind wir für Abhängigkeiten und desto schwerer fällt es, uns von diesen zu lösen.

Die Sucht nach bestimmten Nahrungsmitteln ist wie eine Falle, in der man gefangen ist. Es geht einem nicht gut, und durch den Konsum von schädlichen Dingen fügt man sich noch mehr Schaden zu. Um dieser Falle zu entkommen, ist in den meisten Fällen der Wunsch allein nicht ausreichend. Sobald man auf die gewohnten, süchtig machenden Nahrungsmittel wie Süßigkeiten, Koffein, ungesunde Kohlenhydrate, scharf Gebratenes und Alkohol verzichtet, spürt man die Entzugserscheinungen des Körpers. Statt ihn entgiften zu lassen, greift man erneut zu ungesunden Lebensmitteln und macht sich vor, es ginge einem nun wieder besser.

Das ist ein ganz natürlicher Vorgang, den wir jedoch durchbrechen können. Wir brauchen dazu einen gewichtigen Grund, müssen uns hohe Ziele setzen und uns täglich neu auf sie ausrichten. Nur ein zielgerichteter Mensch kann seine Schöpferkraft entfalten und in seinem Leben wirken lassen. Wir können unseren freien Willen nur dann nutzen, wenn wir frei von allen Abhängigkeiten sind. Und dazu zählt eben auch die Abhängigkeit von ungesunder Nahrung und ihren künstlichen Zusatzstoffen.

Ich selbst war eine Zeit lang sehr bestrebt, meine Abhängigkeiten zu lösen, und bin es heute noch. Meine Empfehlung an dich: Wenn du bei dir eine Abhängigkeit von Nahrungsmitteln entdeckst, löse sie, indem du den Konsum für mindestens drei, besser sechs Monate ganz unterbrichst. Sobald du deinen Körper davon befreit hast, kannst du wieder etwas essen, aber kontrolliere dein Verlangen. Lass niemals die Süchte dich kontrollieren. Sage dir immer: »Ich bin der Herr/die Herrin über meinen Körper, ich allein entscheide über mich.« Schaue keine Werbung und schütze deine Kinder davor, denn das meiste, was beworben wird, dient allein dem Geschäft. Oder hast du schon mal eine Werbung für wild wachsenden Löwenzahn gesehen, der in deinem Garten und in der Natur frei erhältlich ist?

Wenn wir unsere Ernährung auf natürliche Zutaten, vegan und Rohkost umstellen und artgerecht leben, wachsen wir auch spirituell. Wir werden zu Schöpfern unseres Lebens. Mit jedem Bissen können wir uns unterstützen oder uns zerstören. Entscheide daher täglich bewusst und weise, aus Liebe zu dir und zu deiner Welt, was du zu dir nimmst.

Soziale Hintergründe

Wenn wir unsere Ernährung umstellen, müssen wir bedenken, dass Essen auch soziale Hintergründe hat. Viel zu viele feierliche und familiäre Aktivitäten sind mit Essen verbunden. Hast du begonnen, vegane Rohkost und Trennkost zu essen, wirst du bei Restaurantbesuchen und Feiern möglicherweise vor einigen Herausforderungen stehen. Es ist nun einmal nicht üblich, dass man im Restaurant zum Mittagessen eine ganze Honigmelone oder fünf Äpfel bestellt und sonst nichts.

Vegane Trenn- und Rohkost muss dich nicht zum Außenseiter machen. Es heißt, neue Gewohnheiten zu schaffen und auch neue Feste! Wenn sich früher bei einem Fest alles um das Essen gedreht hat, so können wir unsere Aufmerksamkeit jetzt etwas anderem schenken, spielen, tanzen, musizieren, lachen und uns freuen, und zwar ohne Alkoholkonsum. So wie Kinder es auch tun. Kinder sitzen nicht lange am Tisch, nachdem sie gegessen haben – sie spielen und bewegen sich.

Der Mut zur Veränderung und Durchsetzung unserer Ziele schult unseren Geist und unsere Seele. Durch Veränderungen wachsen wir und werden zu bewussten Menschen, zum Schöpfer unserer Welt. Denn wir gestalten bewusst unsere Welt durch unseren bewussten Lebensstil.

So gelingt die Umstellung

Um deine Ernährung schrittweise umzustellen, empfehle ich dir folgenden Weg:

Verzichte auf Alkohol, Kaffee, schwarzen Tee, dann auf Fleisch, danach auf Fisch, Eier, Milchprodukte, Gelatine (z.B. in Gummibärchen). Diese Umstellung kann eine bis mehrere Wochen in Anspruch nehmen. Entferne sodann alles, was künstliche Zutaten hat, wie Limonaden, Speisesalz mit Jod und Fluoriden, Aromen, künstliche Vitamine, Brausetabletten, Farbstoffe und die sogenannten E-Stoffe. Sobald du ganz auf vegane Bio-Kost umgestellt hast, merkst du eine enorme Verbesserung deiner Gesundheit und der Psyche. Als Nächstes beginne, nach den Regeln der Trennkost zu leben und mehr und mehr zu Rohkost überzugehen. Vielleicht möchtest du dich tagsüber ähnlich ernähren wie ich (siehe die Essensprotokolle auf Seite 51) und abends noch etwas Gekochtes zu dir nehmen? Entscheide nach deinem Gefühl. Sobald du deinen Körper von Abhängigkeiten befreit hast, kannst du dich wieder auf ihn verlassen. Bei jedem Menschen braucht die Umstellung hin zur Rohkost Zeit, und man sollte sich diese Zeit auch nehmen, aber nicht zu lange trödeln. Denn jeder Tag unseres Lebens ist wichtig für uns. Das Leben ist zu kostbar, als dass wir es einfach unbewusst vorbeiziehen lassen sollten.

Die höchste Schwingung im Universum ist die Ur-Liebe. Das ist die Liebe, die nicht wertet, sondern einfach nur da ist. Wenn wir uns uns selbst und unserer Umwelt voller Liebe zuwenden, leben wir ein wahres Leben.

Schließe für einen Augenblick deine Augen, atme in deine Brustmitte, zu deinem Herzchakra. Spüre deinen Körper, nimm deine Gegenwart wahr. Sage dir folgenden Satz, laut oder mit deiner inneren Stimme: »Ich gehe in Resonanz mit der bedingungslosen Liebe: Jetzt!«

Fühle dabei, wie die Schwingung der Liebe dich erfüllt. Schicke gedanklich diese Liebe in dein Leben und deinen Alltag und spüre, wie sich dein Wunsch, sich gesund zu ernähren, dadurch verstärkt und festigt. Bedanke dich bei dir selbst und beim Universum, und dann öffne die Augen.

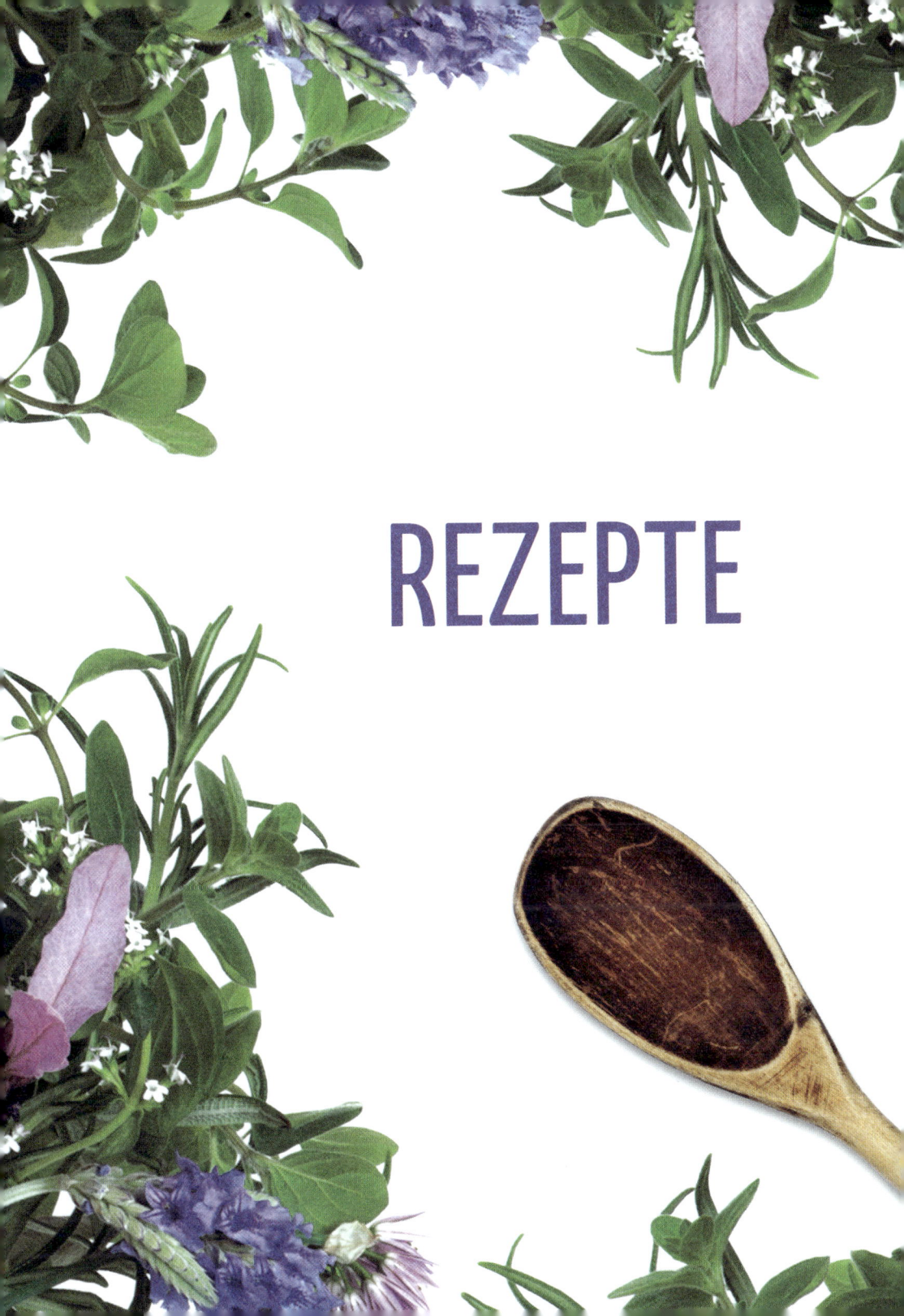

REZEPTE

JE EINFACHER, DESTO GESÜNDER

Für viele Menschen spielt Essen eine große Rolle. Es hat mit Lust, Sicherheit, mit Wohlstand und Luxus zu tun. Aber auch Einfachheit kann Luxus bedeuten.

Befragt man Menschen, was sie sich am meisten wünschen, steht Gesundheit in der Regel an erster Stelle. Die folgenden Gerichte sind allesamt nach den Regeln der in diesem Buch beschriebenen Trennkost zusammengestellt und werden schonend zubereitet. Sie enthalten wertvolle Pflanzenstoffe, die uns Vitalität schenken, uns nähren und mit ihren natürlichen Aromen verwöhnen.

Meine Rezepte vereinen nur wenige Zutaten und verwenden Gewürze sparsam. Sobald der Körper sich von Schlacken befreit hat, wirst du den Eigengeschmack saftiger Gemüse, knackiger Blätter und sonnenverwöhnter Früchte umso mehr genießen können.

Das Wichtigste zu den Rezepten

Grüne Smoothies bieten eine gesunde Mahlzeit, entgiften den Körper und sättigen. Wie du bereits erfahren hast, verträgt sich Obst nicht mit anderen Früchten, Gemüsen und ganz besonders nicht mit Nüssen und Samen. Grüne Blätter und Kräuter hingegen schenken den Smoothies wertvolles Chlorophyll und weitere heilende und belebende Pflanzenstoffe. Bring ruhig etwas Abwechslung in deinen Speiseplan und variiere die Blätter und Kräuter. So vermeidest du ein Zuviel an Oxalsäure, die in Spinat, Sauerampfer und Mangold enthalten ist und Calcium bindet, sodass dein Körper es nicht aufnehmen kann. Auch Brennnessel kann, im Übermaß genossen, deinen Körper und insbesondere die Nieren belasten. Wir brauchen die grüne Vielfalt, die die Natur uns bietet, um wirklich gesund zu sein und zu bleiben.

Ich bevorzuge Wildkräuter und Blätter von Bäumen und Sträuchern. In unseren Breiten werden wir fast das ganze Jahr über von der Natur reich beschenkt. Im Winter kann man Gersten-, Kamut- oder Dinkelgras züchten und für Smoothies verwenden. Die Gräser sind eine wertvolle Energiequelle und viel nährstoffreicher als gekaufte Salate.

Frische gepresste Säfte bereite ich nicht mit Obst, sondern Gemüse zu, damit sie weniger Zucker enthalten. Die Säfte werden vom Körper bereits nach 15 Minuten aufgenommen und sind reine Zellnahrung. Ich empfehle sie ganz besonders Menschen, die körperlich und geistig ausgelaugt sind oder chronische Krankheiten haben. Eine Saftkur reinigt und nährt unseren Körper von Grund auf. Ganz besonders Karottensaft schenkt Lebendigkeit und Gesundheit. Ich trinke fast täglich ein Glas Saft, und das ist jedes Mal ein Genuss für mich.

Die *Rohkostmahlzeiten* von *Suppen* über *Dips*, *Salate & Gemüsegerichte*, *Käse & Snacks*, *Pflanzenmilch* bis hin zu *Süßen Speisen* folgen in ihrer Zusammensetzung dem Prinzip »Weniger ist mehr« und können nach den Regeln der Trennkost ganz einfach variiert werden. Denke daran. Je einfacher ein Rezept gehalten ist, desto besser ist es verträglich.

Viele Rohköstler verwenden kein Salz und auch kein Öl. Wenn ich es in der Zutatenliste aufgeführt habe, so entscheide für dich, was dir am wohlsten tut und am besten schmeckt. Ich selbst nehme nur wenig Steinsalz, dennoch möchte ich nicht ganz darauf verzichten. Die Öle verwende ich eher selten, und wenn, dann nur frisch und kalt gepresst in Rohkostqualität.

Achte bei den Zutaten auf Frische und Qualität. Ich habe bewusst keine exakten Mengenangaben bei grünen Blättern und Kräutern gewählt, sondern Angaben wie »eine Handvoll« gemacht. Spüre in deinen Körper hinein, was und wie viel er braucht, und folge deiner inneren Stimme.

Viele Rezepte, die ich hier aufführe, gibt es bei mir zu Hause nur dann, wenn ich Gäste habe oder ein besonderer Anlass ist. Das gilt ganz besonders für die Süßen Speisen und Gerichte mit vielen Zutaten.

Die *Warmen Gerichte* bereite ich für meine Familie und Gäste zu. Sie basieren ebenso wie die Rohkostrezepte auf wenigen, aber feinen Zutaten, wie Buchweizen und Hirse. Iss sie am besten am frühen Abend, denn Gekochtes macht müde.

Praktische Hinweise vor dem Start

Bitte schaue dich in deiner Küche um und entferne Töpfe, Pfannen, Geschirr und Besteck, die aus Aluminium bestehen und eine Teflonbeschichtung haben. Sie können deinen Körper mehr belasten, als dir lieb ist. Edelstahltöpfe und -besteck enthalten häufig giftiges Nickel und andere Schwermetalle, und unser Körper ist ohnehin belastet. Ich verwende ausschließlich Keramik und Glastöpfe zum Kochen, Porzellanlöffel und Keramikmesser. Auch Holzgeschirr und -besteck sind eine wunderbare Alternative zu Metall und Plastik.

Die Mikrowelle sollte man aus der Küche für immer entfernen, denn die darin erwärmte Nahrung wird ungünstig beeinflusst und die Strahlungen sind sehr schädlich für alle Lebewesen, die sich in der Nähe befinden. Russische Wissenschaftler halten die Mikrowelle für äußerst gesundheitsschädigend, sodass sie bis 1988 in Haushalten der Sowjetunion verboten war. Induktionsherde weisen starke magnetische Wechselfelder auf, die unsere Nahrung ungünstig beeinflussen. Auch wenn du dir gerade einen neuen Induktionsherd gekauft haben solltest, zögere nicht, ihn umzutauschen: Deine Gesundheit sollte immer an erste Stelle stehen. Am besten ernährst du dich ganz von Rohkost, dann brauchst du keinen Herd mehr und genießt Tag für Tag deine wachsende Vitalität.

Ein guter Mixer hingegen ist ein Muss. Hier sollte man nicht sparen und sich unbedingt ein modernes, leistungsstarkes Gerät kaufen. Auch wenn der Preis hoch ist, haben die wirklich guten Geräte mehrere Jahre Garantie und machen sich durch ihre Qualität bezahlt. Achte darauf, dass der Mixer mindestens 30.000 Umdrehungen pro Minute schafft. Denn erst bei dieser Kraft werden die Fasern der Pflanzen so zerkleinert, dass die Zellulose der Zellwände aufbricht, wie es sonst nur bei sehr intensivem Kauen geschieht. Dadurch kannst du alle wichtigen Nährstoffe aus der Pflanze optimal aufnehmen.

Nun wünsche ich dir viel Freude beim Zubereiten meiner Rezepte. Ich hoffe, dass sie dir ebenso gut schmecken wie meiner Familie und meinen Freunden und deiner Gesundheit wohltun.

ROHKOSTGERICHTE

Smoothies & Säfte

45 Rezepte für grüne Smoothies

Smoothies können unseren Körper positiv beeinflussen, wenn sie zur Hälfte aus Grün bestehen. Ich verwende nur wenige Zutaten und maximal eine Sorte Obst. Die folgenden Drinks schmecken besonders köstlich und enthalten neben einer Sorte Obst und einer Handvoll Grün wichtige Heilkräuter, die in rohem Zustand ihre Wirkung besonders gut entfalten. Variiere die Mengen ganz nach Geschmack und persönlichem Bedarf.

Zutaten für je 1 Portion

» 1 Apfel, 1 Handvoll Löwenzahnblätter und ein paar Pfefferminzblätter

» 1 Apfel, 1 Handvoll Fenchelgrün und einige Blätter Zitronenmelisse

» 1 Apfel, 1 Handvoll Rote-Bete-Blätter und etwas Giersch

» 1 Apfel, 1 Handvoll junge Birkenblätter und etwas frische Minze

» 1 Apfel, 1 Handvoll Dinkelgras und etwas Rosmarin

» 1 Apfel, 1 Handvoll frisch gepflückte Apfelbaumblätter und einige Blätter Zitronenmelisse

» 1 Apfel, dazu etwas Frauenmantel und Schafgarbe

» 1 Apfel, 1/4 Chinakohl, etwas Wegwarte und eine Prise Zimt

» 1 Apfel, einige Blätter Grünkohl (ohne den Stiel) und Basilikum

» 1 Apfel, 1/4 Endiviensalat, ein kleines Stück Ingwerwurzel, einige Blätter Minze und Zitronenmelisse

- » 1 Birne, 1 Handvoll junger Lindenblätter und etwas Spitzwegerich

- » 1 Birne, etwas Giersch, Kleeblätter und 1 Pfefferminzblatt

- » 1 Birne, einige frische Birnenblätter und etwas Lavendel

- » 1 Birne und 1 Handvoll Sauerklee oder Sauerampfer

- » 125 g Heidelbeeren, 1 Handvoll Löwenzahn und Schafgarbe

- » 125 g Himbeeren, 1 Handvoll Himbeerblätter und etwas Gundermann

- » 125 g Schwarze Johannisbeeren, 1 Handvoll Johannisbeerblätter und einige junge Brennnesselblätter

- » 200 g Erdbeeren, 1 Handvoll Erdbeerblätter oder Breitwegerich

- » 1 Orange, 1 Handvoll Schafgarbe und ein paar junge Apfelbaumblätter

- » 1 Orange, 1 Handvoll Weizengras und etwas Basilikum

- » 1 Orange, einige Blätter Mangold (ohne den Stiel) und 2–3 Blätter Minze

- » 1 Orange, 1 Handvoll Giersch, Kleeblätter und 1 kleines Stück Ingwerwurzel

- » 1 Orange, 3–4 Wirsingblätter (ohne den Stiel)

- » 1 Banane mit 1 EL Spirulina-Pulver (falls keine frischen grünen Blätter zur Hand sind)

- » 1 Banane mit 1 EL Moringa-Pulver

- » 1 Banane, 1 Handvoll junge Weintraubenblätter und Kapuzinerkresse

- » 1 Banane, 1 Handvoll Radieschengrün oder Spitzwegerich

- » 1 Banane, 3–4 Kohlrabiblätter und etwas Zimt

- » 1 Banane, 1/4 Radicchio und einige Blätter Minze

- » 1/4 Ananas, eine Handvoll Löwenzahnblätter und einige junge Brennnesseltriebe

- » 1/4 Ananas, 1 Handvoll junge Ahornblätter und 3–2 Blatt Minze

- » 1/4 Ananas, 1 Handvoll Breitwegerich und mehrere Kleeblätter

- » 1 Mango, etwas Wasser, 1 Handvoll Spinat oder Brennnesselblätter und etwas Giersch

- » 1 Mango, 1 Handvoll junge Löwenzahnblätter oder im Winter 1/4 Endiviensalat

- » 1 Mango, 1 Handvoll junge Fichten- oder Weißtannentriebe und ein paar Kleeblätter

- » 1 Mango, 1 Chicorée und ein paar Blätter Zitronenmelisse

- » 1 Mango, 1 Handvoll Melde, Taubnessel und einige Rosenblätter

- » 1 Papaya, 1 Handvoll junge Rotbuchenblätter und etwas Oregano

- » 1 Papaya, 1 Handvoll Vogelmiere und ein paar Gänseblümchen

- » 1 Papaya, 1 Handvoll Brombeerblätter und Spinat

- » 1 Papaya mit 1 EL Alfa-Algen-Pulver und einigen Blättern Knoblauchrauke

- » 2 Pfirsiche, 1 Handvoll Portulak und etwas Brunnenkresse

- » 3 Aprikosen, 1 Handvoll Giersch und etwas Brennnessel

- » 4–5 Pflaumen, einige Blätter Mangold (ohne den Stiel) und Minze

- » 2 Nektarinen, 1 Handvoll Löwenzahnblätter und ein paar Gänseblümchen

Zubereitung

Obst je nach Sorte schälen und entkernen. Die Zutaten zusammen mit deinen guten Gefühlen und Wünschen in den Mixer geben und pürieren. Nach Bedarf etwas Wasser hinzufügen.

Bei Darmproblemen empfehle ich generell, nur wenig oder gar kein Wasser zu verwenden, weil es die Magensäfte zu sehr verdünnt.

Gesundheitstipp

Diese grünen Smoothies sind perfekt zum Löffeln und sollen im Mund gekaut werden. Langsam genossen, entfalten die Inhaltsstoffe besonders gut ihre Wirkung. Du weißt ja schon, dass die Verdauung bereits im Mund beginnt. Wenn die Smoothies zu schnell aufgenommen werden, können sie Darmbeschwerden verursachen.

Grüne Smoothies ersetzen eine Mahlzeit, wirken entschlackend und sättigend zugleich. Sie oxidieren nicht so schnell wie frisch gepresste Säfte und sind daher eine gute Alternative zur Brotzeit. Verzehre sie möglichst frisch und bereite dir einen großen Becher für unterwegs zu.

Frisch gepresste Säfte

Auch bei Säften halte dich daran, Gemüse nicht mit Obst zu mischen. Klassiker wie Apfel-Orange-Karotte sind in Wahrheit nicht gut verträglich. Da Obst viel Fruchtzucker erhält, empfehle ich Gemüsesäfte, die aus ein bis zwei Gemüsen und grünen Blättern gepresst werden. Sie sind eine Quelle wertvoller Pflanzenstoffe, wirken sättigend, ohne den Körper zu belasten, und dienen als kleine, Energie spendende Zwischenmahlzeit.

Die folgenden 6 Rezepte kannst du nach den Regeln der Trennkost jederzeit variieren (siehe Seite 45).

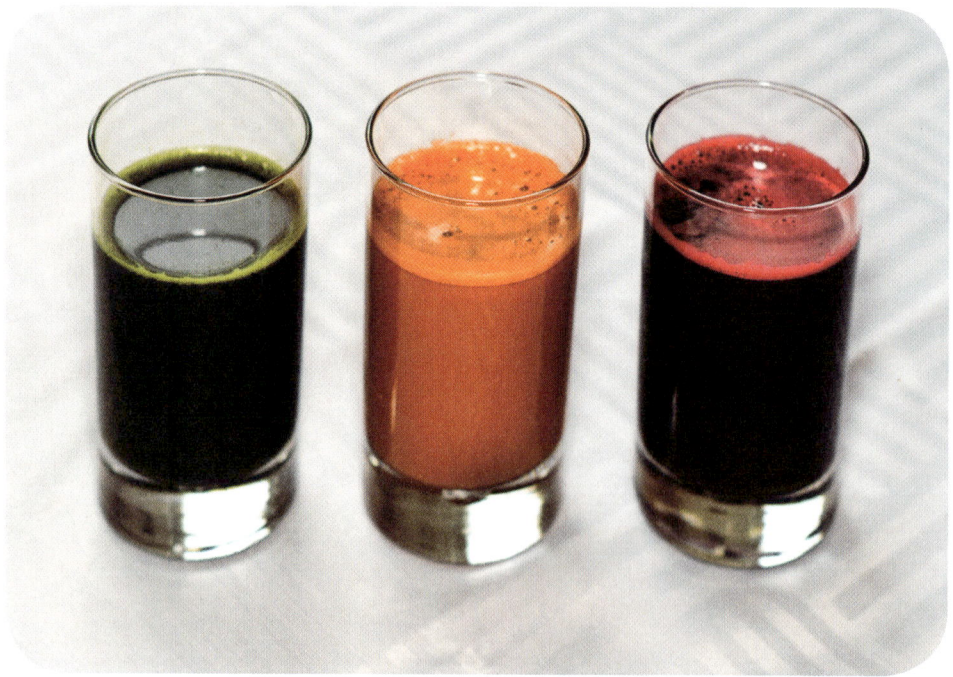

Zutaten für je 1 Portion

» 5 Karotten, 1 kleine Rote Bete und etwas Selleriegrün

» 5 Topinambur, 5 Karotten und einige Blätter Spinat

» 1 Süßkartoffel mit 1 Scheibe Kürbis

» 1 Fenchel mit 5 Karotten

» 2–3 rohe Kartoffeln (mit Schale), 5 Karotten und einige Löwenzahnblätter

» 1 Gurke und einige Stängel Petersilie

Zubereitung

Die jeweiligen Zutaten in den Entsafter geben. Frisch genießen.

Tipp

Wenn du wie ich ausschließlich Bio-Lebensmittel kaufst, dann verwende die Schale des Gemüses mit, denn in ihr stecken wertvolle Vitamine und Mineralien. Kartoffeln, Gurken, Zucchini, Karotten & Co. putze ich vor der Verwendung unter fließendem Wasser gründlich mit der Bürste.

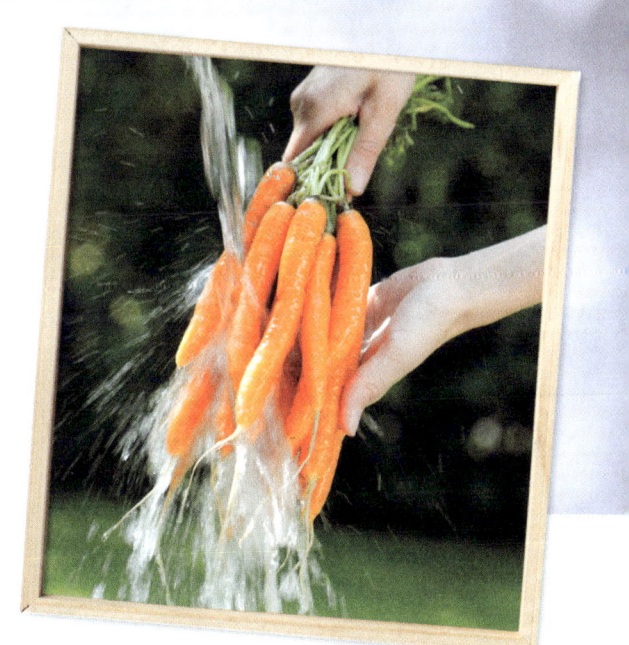

Suppen

☙ Energie-Suppe

Diese energiereiche Suppe schmeckt besonders
gut nach dem Training oder nach geistiger Anstrengung.
Sie ist voller Vitalstoffe, macht munter und stärkt
die Abwehrkräfte.

Zutaten für 1 Person

» 1 Bund Petersilie
» 5 Grünkohlblätter, ohne Strunk
» 1/4 Gurke
» 1 Avocado
» Saft von 1/2 Zitrone
» 2 Knoblauchzehen (nach Belieben;
  ersatzweise 2 cm frischer Ingwer)
» etwas Steinsalz
» 1/3 TL Kreuzkümmel
» 1 Tasse Wasser

Zubereitung

Einige Stängel Petersilie zur Seite legen.
Die restlichen Zutaten im Mixer glatt pürieren. Die Petersilie hacken. Die Suppe in
den Teller geben und mit der Petersilie
bestreuen.

Gesundheitstipp

Grünkohl ist reich an wertvollen Vitalstoffen und wird unter den
grünen Blattgemüsen als »Superfood« bezeichnet. Er enthält viele
sekundäre Pflanzenstoffe und Antioxidantien und bietet dadurch einen
natürlichen Schutz gegen zahlreiche Krankheiten. Darüber hinaus hat
Grünkohl einen hohen Protein- und Eisengehalt.

Gurken-Avocado-Suppe

Die Gurke verleiht diesem schnellen Gericht einen erfrischenden Geschmack, der durch die Avocado sanft abgerundet wird.

Zutaten für 1 Person

» 1 Salatgurke
» 1 Avocado
» 1/2 Tasse Wasser
» 1/2 Tasse frisches Basilikum
» 3–4 EL Zitronensaft
» 3–4 Blatt frische Minze, fein gehackt
» Salz und einige Spritzer Oliven- oder Leinöl zum Abschmecken (nach Belieben)

Zubereitung

Gurke schneiden, Avocado entkernen und mit den restlichen Zutaten außer der Minze in den Mixer geben. Glatt pürieren, in den Teller geben und mit gehackter Minze bestreuen.

Gesundheitstipp

Gurke ist sehr basisch und hilft somit, die Säuren im Körper abzubauen. Sie wirkt stark reinigend, besonders für die Nieren, den Darm und die Haut. Gurke enthält Vitamine aus der B-Gruppe, Vitamin C und Vitamin E. Außerdem ist sie reich an Calcium, Zink, Eisen, Magnesium, Kalium und Phosphor. Um die wertvollen Vitamine und Mineralstoffe zu erhalten, sollte man Gurke immer mit der Schale essen und daher nur Bio-Qualität kaufen.

Auch äußerlich angewandt hat die Gurke reinigende Eigenschaften. Reibe dein Gesicht öfters mit Gurke ein, das macht eine schöne glatte Haut.

Rote Suppe

Die frischen Rottöne dieser raffinierten Suppe machen Appetit!

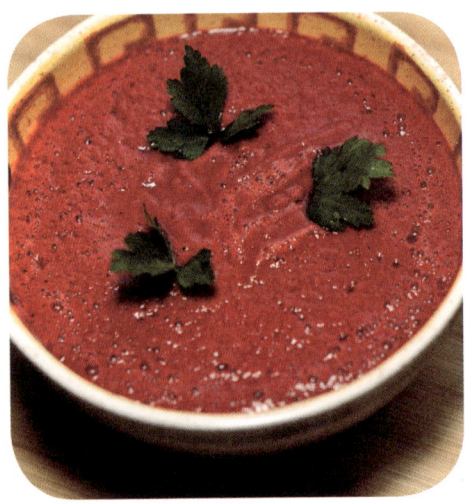

Zutaten für 1 Person

- » 2 Tomaten
- » 1 kleine Rote Bete
- » 1 kleine Zucchini
- » 3 getrocknete Tomaten, eingeweicht
- » 1 Bund Dill oder Petersilie
- » 1 Stück Stangensellerie
- » 1/3 TL gemahlene Kurkuma
- » 1/2 Tasse warmes Wasser
- » Steinsalz zum Abschmecken (nach Belieben)
- » frische Kräuter zum Garnieren
- » 1 Prise Hanfsamen (nach Belieben)

Zubereitung

Alle Zutaten in einem Mixer pürieren – fertig! In einen Suppenteller geben und nach Bedarf mit etwas Steinsalz abschmecken. Mit frischen Kräutern dekorieren und mit geschälten Hanfsamen bestreuen.

Gesundheitstipp

Rote Bete ist reich an Betain, einem sekundären Pflanzenstoff, der die Funktion der Leberzellen anregt und die Gallenblase kräftigt. Sie hilft, die Gallengänge gesund und frei zu halten. Außerdem enthält Rote Bete große Mengen an Folsäure, die uns gegen Herzinfarkt und Schlaganfall schützt.

Okroschka

Diese kalte russische Suppe verlangt etwas mehr Zutaten. Sie schmeckt auch Nicht-Rohköstlern ganz hervorragend und ist ideal, wenn Gäste kommen.

Zutaten für 3 Personen

» 1 große Rote Bete
» 1 Tasse Sonnenblumenkerne,
  über Nacht eingeweicht
» 1/2 Bio-Zitrone,
  geschält und entkernt
» 1 Bund Dill
» 2 Tomaten
» etwas Steinsalz
» 2 Tassen Wasser
» 1 kleines Bund Radieschen
» 1 große Gurke
» 1 Tasse Sauerampfer
» 1 Avocado
» Blätter der Roten Bete zum Garnieren
  (nach Belieben)

Zubereitung

Die Rote Bete schälen, halbieren und eine Hälfte klein schneiden. In den Mixer geben. Die Sonnenblumenkerne abgießen und die halbe Menge zu der Roten Bete in den Mixer geben. Zitrone, 1/2 Bund Dill, Tomaten, 1 Prise Salz und 2 Tassen Wasser dazugeben und alles mixen. In eine tiefe Schüssel füllen.

Radieschen, Gurke und Sauerampfer klein schneiden. Die übrige Hälfte der Roten Bete sehr fein raspeln. Alles zu der Suppe in die Schüssel geben und unterziehen. Das Fruchtfleisch der Avocado mit einem kleinen Löffel herauslösen und dazugeben. Den restlichen Dill fein hacken und mit den Sonnenblumenkernen hinzufügen.

Nach Belieben einige frische Rote-Bete-Blätter in kleine Streifen schneiden und die Suppe damit garnieren.

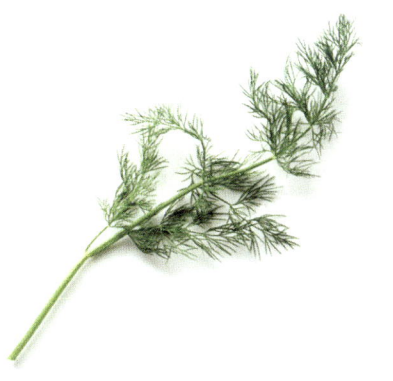

Kürbis-Kokos-Suppe mit Ingwer

Dies ist eine aromatische Suppe, die ich gern im Herbst und Winter zubereite.

Zutaten für 2 Personen

- » 300 g Muskat- oder Butterkürbis
- » 1 cm Ingwerwurzel, geschält
- » 3 EL Kokosmus in Rohkostqualität
- » 2 EL frisch gepresster Zitronensaft
- » etwas warmes Wasser
- » Steinsalz (nach Belieben)
- » 1 Handvoll Koriandergrün

Zubereitung

Kürbis, Ingwer und Kokosmus mit etwas Wasser mixen, in die Teller geben und mit Korianderblättchen bestreuen.

Gesundheitstipp

Neben seinem scharfen Aroma liefert Ingwer reichlich Vitamin C, Eisen, Magnesium, Kalium, Kalzium, Natrium und Phosphor. Er hilft gegen Muskelschmerzen, ist hilfreich bei Übelkeit, Erbrechen und Magen-Darm-Beschwerden. Auch bei chronischem Husten, Migräne, rheumatischen Gelenkbeschwerden wie Arthritis und Arthrose hilft Ingwer. Man kann ihn roh und gekocht verwenden, zu Speisen sowie als Tee.

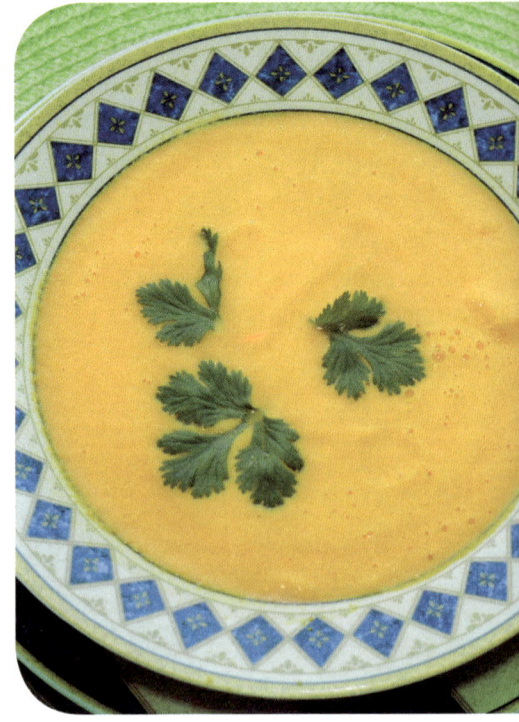

Indische Kürbis-Süßkartoffel-Suppe

Ingwer, Curry, Kokosmus und frische Minze verleihen dieser wärmenden Suppe ein exotisches Aroma.

Zutaten für 1 Person

» 200 g Kürbis
» 1 mittlere Süßkartoffel
» 1 cm frische Ingwerwurzel
» 2 EL frisch gepresster Zitronensaft
» 1 TL Curry
» 300 ml Wasser
» 2 TL Kokosmus in Rohkostqualität
» Steinsalz (nach Belieben)
» 1 Handvoll Pfefferminzblätter

Zubereitung

Alle Zutaten außer der Pfefferminze in einen Mixer geben und zu einer cremigen Suppe pürieren. Wer sie etwas wärmer mag, nimmt Wasser bis maximal 42 °C und lässt den Mixer etwas länger laufen. Die Suppe in den Teller geben und mit fein gehackten Pfefferminzblättchen bestreuen.

Gesundheitstipp

Pfefferminze ist eine frisch duftende Heilpflanze, die bei uns im Garten oder auf dem Balkon wachsen kann. Als Tee zubereitet, hilft sie beim Reizdarmsyndrom, bei Herpes, Atemwegserkrankungen und Muskelschmerzen. Auch für gesunde Menschen ist sie wertvoll. Du kannst täglich ein paar Pfefferminzblätter zwischendurch kauen, das sorgt für einen guten Atem. In der Rohkostküche werden die frischen Blätter nicht nur zum Garnieren, sondern auch in Salaten und grünen Smoothies verwendet.

Buchweizen-Tomaten-Suppe

Buchweizen hat ein nussiges Aroma und ist voller Vitalstoffe. In der Rohkostküche wird er überwiegend gekeimt verwendet.

Zutaten für 1 Person

» 1/2 Tasse Buchweizen
» etwas Wasser
» 2 Tomaten
» 1 Handvoll Petersilie oder Basilikum, gehackt
» Salz (nach Belieben)

Zubereitung

Buchweizen in die Keimflasche (aus dem Reformhaus oder Bio-Laden) geben, mit Wasser übergießen und 2 Stunden stehen lassen. Dann das Wasser abgießen und die Flasche schräg stellen. Anschließend den Buchweizen zwei Tage lang zwei- bis dreimal täglich mit kaltem Wasser gut abspülen, um die Stärke zu entfernen.

Für die Suppe den gekeimten Buchweizen mit etwas warmem Wasser und den Tomaten auf niedriger Stufe mixen. Die Masse sollte noch leicht stückig sein, um der Suppe Biss zu verleihen. In den Teller geben und mit frischen Kräutern garnieren.

Gesundheitstipp

Buchweizen ist kein Getreide, sondern ein Knöterichgewächs wie der Sauerampfer. Er ist gluten- und lektinfrei und bietet eine gesunde Alternative zu Getreide, ob roh oder gekocht. Gekeimt enthält Buchweizen nur wenig Stärke, ist daher sehr basisch und reich an Enzymen und Vitalstoffen, insbesondere Koenzym Q10, sowie Bioflavoniden, hochwertigen Mineralien und leicht verdaulichen Proteinen. Er enthält alle Vitamine des B-Komplexes, Magnesium, Selen, Mangan und viele andere wertvolle Bestandteile für unsere Gesundheit.

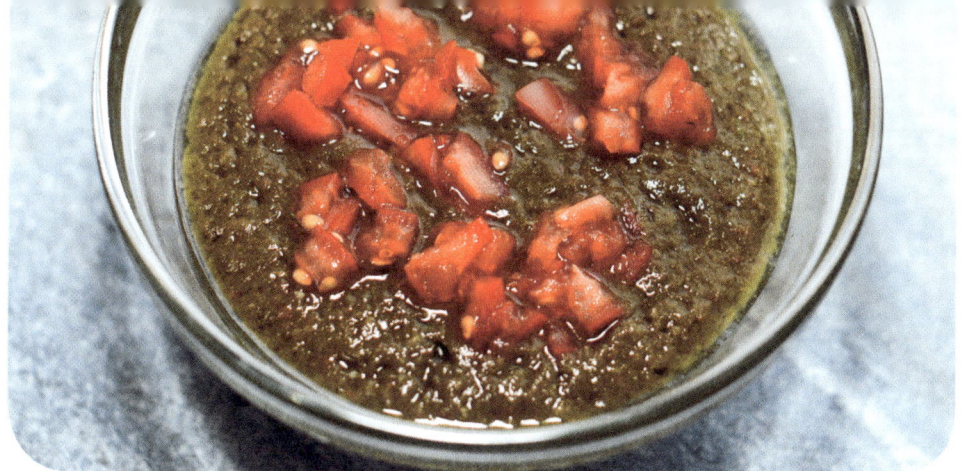

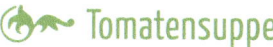 Tomatensuppe

Dies ist eine meiner Lieblingssuppen, die ich besonders gern im Sommer esse, wenn die Tomaten aus meinem Garten reif sind und die Petersilie wuchert.

Zutaten für 1 Person

» 8 Tomaten
» 1 Bund Petersilie, plus einige Blättchen zum Garnieren
» Steinsalz (nach Belieben)

Zubereitung

6 Tomaten zusammen mit Petersilie und etwas Salz im Mixer pürieren. 2 Tomaten in kleine Würfel schneiden, in den Teller geben und mit pürierter Suppe übergießen. Mit gezupften Petersilienblättchen dekorieren.

Gesundheitstipp

Tomaten sind nicht nur gesund, sondern auch ein ausgezeichnetes und hochwirksames Schönheitsmittel. Sie enthalten Lykopin, ein natürliches Antioxidans, das gegen freie Radikale wirkt. Es schützt die Haut gegen Sonnenbrand und Faltenbildung. Man sollte daher besonders im Sommer viele Tomaten essen.

❀ Brokkolisuppe

Sellerie, Kreuzkümmel und Koriander geben dieser schmackhaften Suppe ein ganz besonderes Aroma.

Zutaten für 1 Person

- » 1 Tasse Brokkoli, klein geschnitten
- » 1 Avocado
- » 1 kleines Stück Zwiebel
- » 1 Stange Staudensellerie
- » 1/2 TL Kreuzkümmel
- » 1/3 TL gemahlener Koriander
- » Steinsalz (nach Belieben)
- » 1/2 Tasse warmes Wasser
- » Kürbiskerne oder Leinsamen zum Bestreuen

Zubereitung

Alle Zutaten im Mixer glatt pürieren. In den Teller geben und, wenn gewünscht, mit frisch gemahlenen Kürbiskernen oder Leinsamen bestreuen.

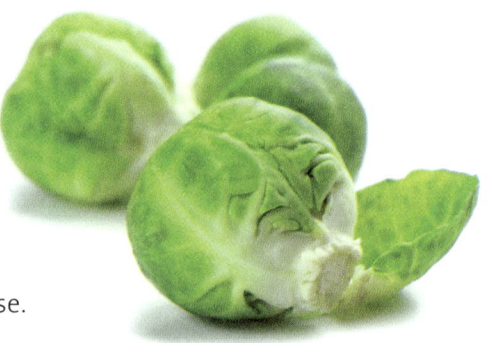

❀ Rosenkohl-Suppe

Rosenkohl ist ein typisches Wintergemüse. Wird er nach dem ersten Frost geerntet, ist er süßer im Geschmack.

Zutaten für 1 Person

- » 2 Rosenkohl-Röschen
- » 1 kleine Zwiebel
- » 3 Tomaten
- » 1 Bund Dill oder Petersilie

Zubereitung

Alle Zutaten im Mixer glatt pürieren und in den Teller geben. Schmeckt sehr gut zusammen mit Erdnuss-Dip (siehe Seite 102) oder Minz-Sauce (siehe Seite 94).

Wer nicht nach Zwiebel riechen möchte, kann stattdessen ein Stück Staudensellerie nehmen.

Topinambur-Karotten-Suppe

Topinambur ist eine wunderbare Pflanze, die von alleine wächst und keine besonderen Bedingungen braucht. Wir haben immer eine große Menge davon im Garten, und daher gibt es bei uns auch öfters Topinambur zum Essen. Verwendet werden die Wurzelknollen.

Zutaten für 1 Person

» 2 kleine Topinambur
» 1 Karotte
» 1 Knoblauchzehe
» 1/2 Tasse warmes Wasser
» Steinsalz (nach Belieben)
» 1 Bund Dill
» 2 EL frisch gepresster Zitronensaft

Zubereitung

Alle Zutaten glatt pürieren. Nach Wunsch salzen und mit frisch gemahlenem Sesam bestreuen.

Gesundheitstipp

Topinambur ist eine gesunde Alternative zur Kartoffel. Die Knolle kann roh und gekocht gegessen werden und ist sehr lecker in Rohkostgerichten sowie als Gemüsesaft. Topinambur enthält wichtige Mineralien, wie Eisen, Silizium, Kalzium und Mangan, sowie Vitamin A, B1, B6, C, D und P. Topinambur wird auch als Diabetiker-Kartoffel bezeichnet, denn die Knollen enthalten Inulin, einen Ballaststoff, der den Blutzuckerspiegel kaum beeinflusst. Inulin aus Topinambur trägt auch zum Aufbau der Darmflora bei, fördert eine gesunde Verdauung und stärkt daher die Abwehrkräfte.

Topinambur wächst sehr gut bei uns und kann bei frostfreiem Wetter auch im Winter geerntet werden.

🐎 Hafersuppe

Diese Suppe macht schnell satt und eignet sich daher für besonders hungrige Tage.

Zutaten für 1 Person

» 1/2 Tasse Hafer
» 1 Tasse Spinat
» 1 rote Paprika, entkernt
» 1 Handvoll Petersilie
» 1 Stück Staudensellerie
» etwas warmes Wasser
» Kräutersalz (nach Belieben)
» 1 Prise Schwarzkümmelsamen
» frische Kräuter zum Garnieren

Zubereitung

Hafer in kaltes Wasser geben, eine Stunde ziehen lassen, dann abgießen und über Nacht keimen lassen. Nach dem Keimen gründlich abspülen.

Für die Suppe den gekeimten Hafer mit den restlichen Zutaten im Mixer pürieren, in den Teller geben und mit frischen Kräutern bestreuen.

Statt Spinat kann man auch Mangold oder Blätter der Roten Bete verwenden.

Gesundheitstipp

Hafer zählt zu den gesündesten Getreiden. Er enthält nicht nur viel Eiweiß, sondern auch B-Vitamine und Spurenelemente wie Zink, Kupfer und Mangan. Darüber hinaus hat Hafer einen hohen Gehalt an Ballaststoffen zu verzeichnen, insbesondere Hafer-Beta-Glucan, das die Darmschleimhaut schützt, überflüssige Stoffe wie Gallensäure im Körper bindet und den Cholesteringehalt im Blut nachweislich senkt.

Hafer ist nicht glutenfrei, enthält aber weniger Gluten als Weizen, Roggen und Gerste.

⬡🐉 Zucchini-Spargel-Suppe mit Zedernkernen

Ich verwende gern Zedernkerne aus Sibirien, sie schmecken besonders aromatisch und sind sehr gesund. Man sollte sie vor dem Essen in Wasser einweichen, um sie besser verträglich zu machen.

Zutaten für 1 Person

» 1/2 Tasse Zedernkerne
» 1 kleine Zucchini
» 5 grüne Spargelstangen
» 3 Tomaten
» 1 Bund Petersilie
» Salz und Pfeffer (nach Belieben)

Zubereitung

Die Zedernkerne 2–4 Stunden in Wasser einweichen, abgießen und abspülen. 1–2 Stängel Petersilie beiseitelegen. Alle anderen Zutaten im Mixer pürieren und in den Teller füllen. Die Petersilie fein hacken und die Suppe damit bestreuen.

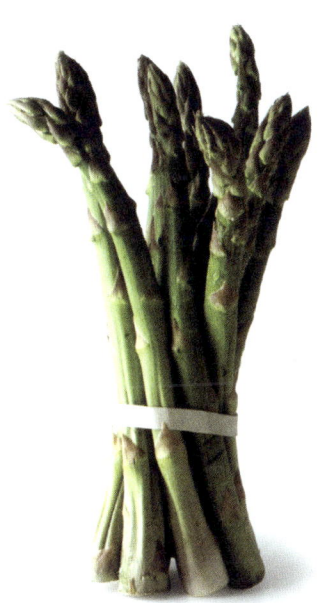

Gesundheitstipp

Zedernkerne sind reich an wichtigen Mineralstoffen wie Mangan, Eisen, Magnesium, Kupfer und Zink. Sie enthalten die Vitamine B1, B2, B3 und B6 sowie E und viele gesundheitsfördernde ungesättigte Fettsäuren, und zwar in einer optimalen Mischung aus Omega-3- und Omega-6-Fettsäuren. Somit wirken Zedernkerne vorbeugend gegen Erkrankungen der Herzkranzgefäße und Herzinfarkt, senken den Blutdruck und wirken immunstärkend und allergiehemmend.

Saucen, Dips & Pesto

Minz-Sauce

Diese frische Sauce schmeckt köstlich zu rohem Gemüse, in Suppen und auch zu gekochten Gerichten.

Zutaten

» 4 Knoblauchzehen
» 1 Bund Minze
» 1 EL Koriandersamen
» 1 EL Kreuzkümmel
» 1 EL Kurkumapulver
» 1/2 TL Cayennepfeffer
» 1 EL edelsüßes Paprikapulver
» frisch gemahlener schwarzer Pfeffer
» 1 Prise Steinsalz
» 6 EL Olivenöl

Zubereitung

Knoblauch und Minze klein hacken. Koriander und Kreuzkümmel im Mörser zerstoßen. Die übrigen Gewürze hinzufügen und alles mit dem Öl vermengen.

Gesundheitstipp

Gewürze verleihen Gerichten nicht nur einen erlesenen Geschmack, sondern regen den Appetit an und haben auch gesundheitsfördernde Eigenschaften. Koriander ist eines der ältesten Küchenkräuter der Welt und wird seit Jahrtausenden in Asien als Heilpflanze geschätzt. Die in den Samen enthaltenen ätherischen Öle sind wirksam bei Magen-Darm-Beschwerden und wirken antibakteriell.

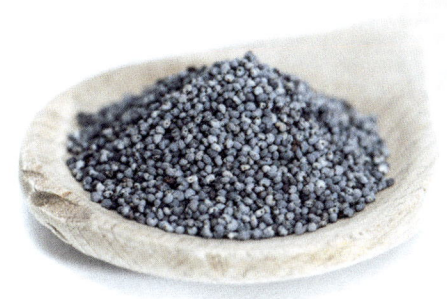

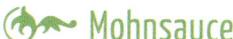 Mohnsauce

Diese delikate Sauce verleiht frischem Gemüse ein fruchtiges Aroma und verbindet sich wunderbar mit bitteren Salaten wie Radicchio und Chicorée.

Zutaten

- » 100 g gemahlener Mohn
- » Saft von 1 Zitrone
- » 1/2 Tasse eingeweichte getrocknete Pflaumen
- » 1 Prise Steinsalz
- » Pfeffer
- » 100 ml kalt gepresstes Öl deiner Wahl

Zubereitung

Den Mohn in einer Kaffeemühle mahlen. Mit den übrigen Zutaten vermengen und pürieren.

Gesundheitstipp

Mohn zählt mit einem Anteil von knapp 2,5 Prozent zu den calcium-reichsten Lebensmitteln. Er enthält neben Kalium und Magnesium auch die wertvolle Linolsäure und B-Vitamine.

🐢 Leinsamen-Sauce

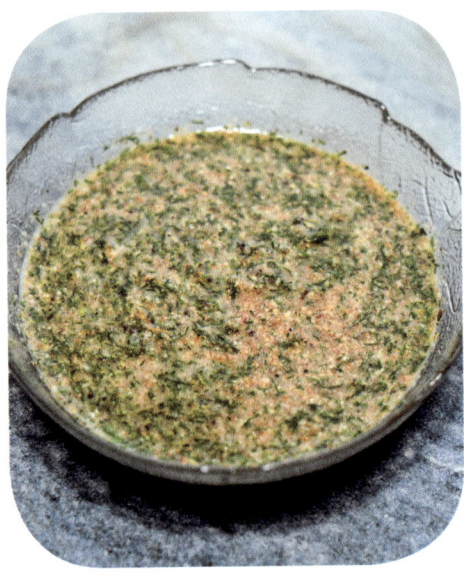

Leinsamen hat ein nussiges Aroma. Die Sauce kann als Aufstrich oder zu Salaten und feinem Gemüse verwendet werden.

Zutaten

» 1 TL gemahlene Leinsamen
» 1–2 TL Wasser
» Saft von 1/2 Zitrone
» 1 TL gehackte Petersilie
» 1 TL gehackter Dill

Zubereitung

Alle Zutaten miteinander vermischen. Am besten frisch zubereitet verwenden.

Gesundheitstipp

Zitrone liefert reichlich Vitamin C, Vitamine des B-Komplexes, Kalium, Eisen, Calcium und Magnesium. Daher sollte Zitrone täglich verzehrt werden.

Sesampaste

Diese leckere Paste eignet sich als Aufstrich, als Dip und zum Würzen.
Im Kühlschrank aufbewahrt, ist sie bis zu 4 Tagen haltbar.

Zutaten

» 1/2 Zitrone
» 1/2 Tasse Sesam
» 1 kleine Zucchini
» 1 Knoblauchzehe
» 1/2 Bund Petersilie
» 1 Prise Kräutersalz (nach Belieben)

Zubereitung

Zitrone schälen, entkernen und mit den anderen Zutaten außer dem Sesam im Mixer pürieren. Die Masse in eine Schüssel geben. Sesam in einer Kaffeemühle mahlen und unterrühren.

Gesundheitstipp

Sesamsamen haben einen hohen antioxidativen Wert. Sie enthalten Vitamin E sowie sekundäre Pflanzenstoffe, die sich positiv auf die Hormone auswirken und den Östrogenhaushalt ausgleichen.

Sesam ist reich an Calcium und daher eine gute Prophylaxe gegen Osteoporose. 20 g Sesam enthalten 780 mg Calcium.

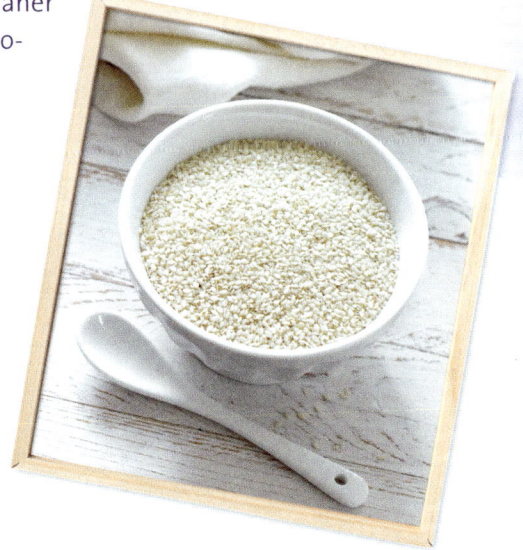

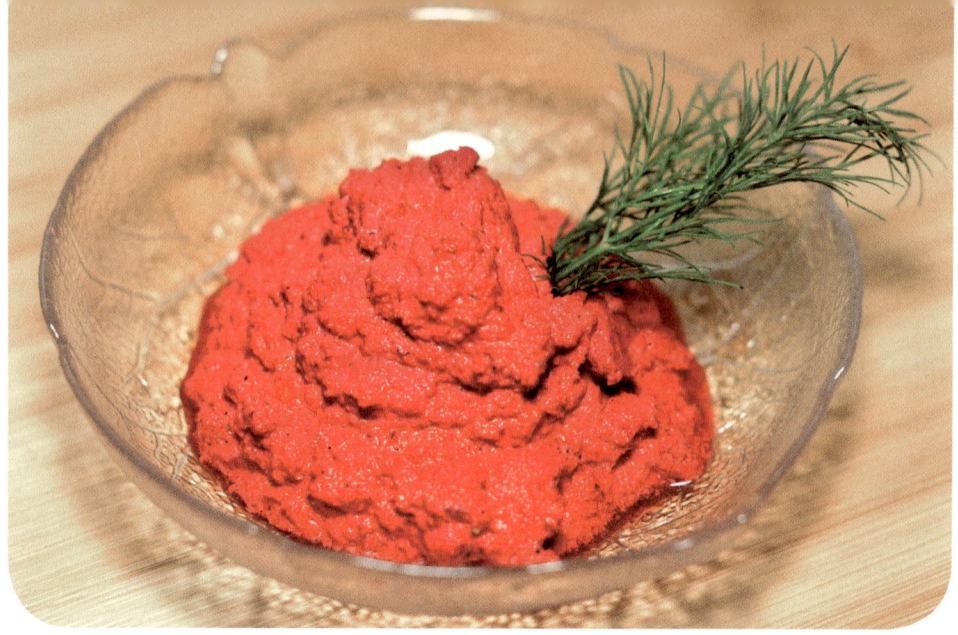

Meerrettich mit Roter Bete

Dieses einfache Rezept schmeckt köstlich zu Salaten oder auf Kräckern und verleiht rohen wie gekochten Gerichten eine gesunde Schärfe.

Zutaten

- » 1 Meerrettich
- » 2 Rote Bete
- » Saft von 1 Zitrone
- » Agavendicksaft (nach Belieben)

Zubereitung

Meerrettich und Rote Bete fein reiben. Vermischen, mit Zitronensaft und nach Belieben mit einem Spritzer Agavendicksaft verfeinern. Im Kühlschrank bis zu einer Woche haltbar.

Gesundheitstipp

Meerrettich wirkt heilend auf die Atemwege. Um die Lungen zu entgiften, isst man eine Woche lang in der Früh auf leeren Magen einen halben TL frisch geriebenen Meerrettich und wartet danach eine halbe Stunde, bevor man etwas anderes isst und trinkt.

☙ Radieschenblätter-Pesto

Radieschenblätter enthalten Senföle und schenken diesem fix zubereiteten Pesto einen pikanten, leicht scharfen Geschmack.

Zutaten

» Blätter von 1 Bund Radieschen
» 1 Glas eingeweichte Pinienkerne
» Saft von 1 Zitrone
» frisch gemahlener schwarzer Pfeffer
» 1 Prise Salz

Zubereitung

Alle Zutaten zusammenmixen. In Gläser füllen – fertig! Im Kühlschrank ist das Pesto einige Tage haltbar.

Gesundheitstipp

Radieschenblätter sind sehr gesund und sollten niemals weggeworfen werden. Sie enthalten wertvolle bioaktive Pflanzenstoffe, die für unsere Gesundheit von hohem Wert sind. Radieschenblätter können den Cholesterinspiegel senken. Sie wirken mild entwässernd und helfen bei Erkältungen, Husten, Heiserkeit, Bronchitis und Schnupfen.

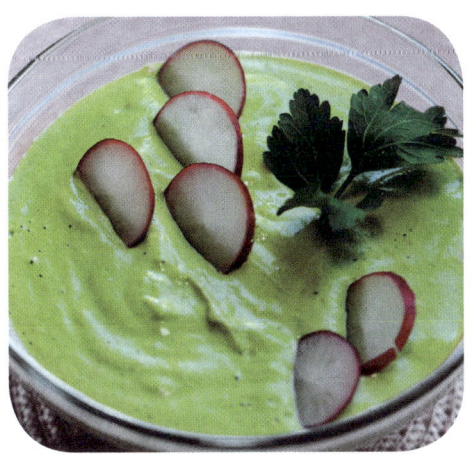

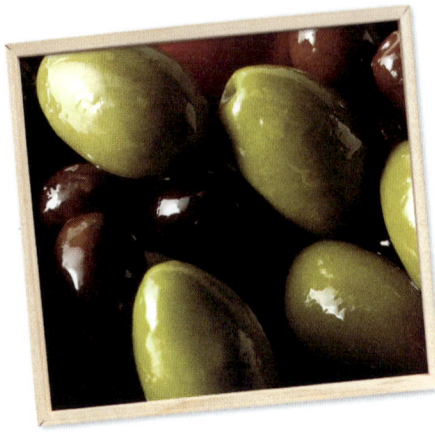

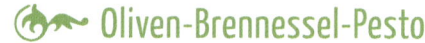 ## Oliven-Brennessel-Pesto

Brennnesseln sind wegen ihrer heilenden Eigenschaften ein fester Bestandteil in meiner Küche. Dieses würzige Pesto schmeckt wunderbar zu aufgeschnittenem Gemüse und Salaten.

Zutaten

» 10 Rohkostoliven ohne Stein
» 6 TL Olivenöl
» 1 Knoblauchzehe
» 1 Tasse Brennnesselblätter

Zubereitung

Alle Zutaten in den Mixer geben und pürieren.

Gesundheitstipp

Die Brennnessel ist eine wichtige Heilpflanze. Sie wirkt blutreinigend, entschlackend und entwässernd. Frische junge Brennnesselblätter enthalten sechsmal so viel Vitamin C wie die Orange. Außerdem ist Brennnessel reich an Calcium, Magnesium, Eisen und Beta-Carotin. Sie sollte am besten roh gegessen werden, kann aber auch als Einlage in einer Suppe oder einem Eintopf gekocht oder frisch als Tee zubereitet werden. Ich gebe junge Brennnesselblätter gern in grüne Smoothies oder mixe sie in Saucen.

Zwiebel-Pesto

Dieses Pesto hat ein mediterranes Flair und eignet sich auch als Dip zu frisch aufgeschnittenem Sommergemüse.

Zutaten

» 2 große rote Zwiebeln
» Saft von 1 großen Zitrone
» 1 TL Bruschetta-Gewürz oder getrocknete italienische Kräuter
» 1 TL Steinsalz
» 150 ml Olivenöl
» 2 TL edelsüßes Paprikapulver
» 1/2 TL gemahlener Kreuzkümmel

Zubereitung

Zwiebeln schälen und fein hacken, in eine Schüssel geben und mit Zitronensaft, Kräutern und Salz vermischen. Abdecken und 1 Stunde ziehen lassen. Danach in den Mixer geben, das Öl hinzufügen, mixen und mit Paprika und Kreuzkümmel abschmecken.

Das Pesto ist im Kühlschrank bis zu einem Monat haltbar.

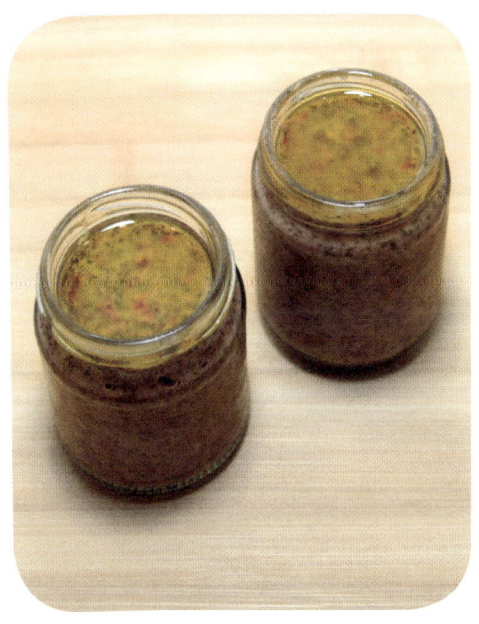

Gesundheitstipp

Zwiebeln gelten seit alters als wichtige Heilpflanze. Die sind reich an Vitamin C, Eisen und Folsäure. Die ätherischen Öle und sulfidhaltigen Pflanzenstoffe schützen vor Herz-Kreislauf-Erkrankungen und gegen Krebs. Auch auf die Magenschleimhäute haben Zwiebeln eine heilende Wirkung.

Erdnuss-Dip

Dieser schmackhafte Dip kann zu frischem Gemüse gereicht werden und verfeinert Suppen, Saucen und gekochte Gerichte.

Zutaten

» 1 Tasse rohe Erdnüsse,
  über Nacht eingeweicht
» 2 Knoblauchzehen
» 1 TL Bruschetta-Gewürz
» Saft von 1 Zitrone
» eine Prise Steinsalz
» frisch gemahlener schwarzer Pfeffer

Zubereitung

Alle Zutaten nach Geschmack glatt oder leicht stückig pürieren.

Gesundheitstipp

Erdnüsse sind Hülsenfrüchte. Sie enthalten rund 25 Prozent Protein, unter anderem das wertvolle Tryptophan, das die Serotonin-Ausschüttung anregt und damit den Schlaf-Wach-Rhythmus reguliert. Neben wichtigen B-Vitaminen, Mineralien und Spurenelementen weisen Erdnüsse in ihrer Nährstoffbilanz die zweifach ungesättigte Fettsäure Linolsäure auf, die den Cholesterinspiegel senkt und vor Arteriosklerose schützt.

Avocado-Petersilie-Dip

Dieser Dip schmeckt ganz hervorragend zu Leinsamen-Kräckern und Gemüse-Fingerfood.

Zutaten

» 1 Avocado
» 1 Bund Petersilie
» Salz und Pfeffer nach Geschmack
» 3 EL Zitronen- oder Limettensaft
» fein gehackte Kräuter zum Garnieren

Zubereitung

Alle Zutaten sämig pürieren, in ein Schälchen füllen und mit fein gehackten Kräutern dekorieren.

Gesundheitstipp

Avocados haben einen hohen Gehalt an essenziellen Aminosäuren und einfach ungesättigten Fettsäuren, insbesondere Ölsäure, die sich positiv auf den Blutfettspiegel auswirken. Sie sind reich an wertvollen Mineralstoffen und Spurenelementen, wie Kalium, Magnesium, Kalzium, Phosphor, Kupfer, Eisen, Mangan. Avocados sind darüber hinaus eine gute Vitaminquelle und enthalten Provitamin A, Vitamin C, D, K, E und viele B-Vitamine.

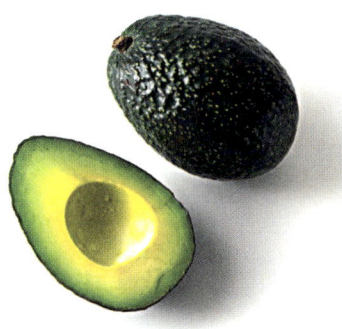

Kürbis-Knoblauch-Dip

Dieser gesunde Dip passt zu Salaten und Gemüsekräckern. Er lässt sich auch prima mit gekochten Gerichten kombinieren und rundet Kartoffel- salat und Gemüsesuppen geschmacklich ab.

Zutaten

» 1 Tasse in Würfel geschnittener Mus- kat-, Hokkaido- oder Butternuss-Kürbis
» 2 Knoblauchzehen
» 1/2 Zitrone, geschält und entkernt
» 1 Bund Petersilie
» 6 EL Kürbiskerne, eingeweicht

Zubereitung

Alle Zutaten in den Mixer geben und glatt pürieren.

Gesundheitstipp

Wenn man Knoblauch nicht gut verträgt, bedeutet es, dass der Körper sehr verschlackt und das Verdauungssystem nicht gesund ist. Sobald man sich artgerecht zu ernähren beginnt und der Körper sich nach und nach reinigt, verträgt man Knoblauch und wird auf seine heilende Wirkung nicht mehr verzichten wollen. In meiner Familie essen wir fast täglich Knoblauch und haben keine Sorge, dadurch streng zu riechen. Wenn der Körper sauber ist und man sich rein vegan ernährt, riecht man auch nicht. Petersilie und Zitrone lindern darüber hinaus den Geruch.

Knoblauch hat eine reinigende und klärende Wirkung auf unseren Körper und den Geist, hält Blut, Herz und Gefäße gesund und verzögert den Alterungsprozess. Auch desinfiziert er den Darm, schützt vor Parasiten und Pilzbefall und wirkt heilend bei Diabetes und sogar Krebs. Knoblauch lindert Verdauungsstörungen, Atemwegserkrankungen und Infektionen aller Art. Bei allgemeinen Schwächezuständen wirkt Knoblauch kräfti- gend und beruhigend. Knoblauch schützt uns auch energetisch, denn er stärkt unsere Aura und macht sie widerstandsfähig.

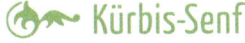 ## Kräuter-Dressing

Dieses frische Dressing schmeckt zu Rohkostgerichten und Salaten wie auch zu gekochter Nahrung.

Zutaten

» 1 Tasse Giersch
» 1 Tasse Brennnesselblätter
» 1 Tasse Sauerampfer
» 1/2 Tasse frischer Oregano
» 10 EL kalt gepresstes Öl deiner Wahl
» Steinsalz

Zubereitung

Die Kräuter zusammen mit Öl mixen und mit Salz abschmecken.

Wer kein Öl mag, kann stattdessen 10 EL eingeweichte Zedernkerne nehmen.

Kürbis-Senf

Zutaten

» 100 g Senfkörner,
   über Nacht eingeweicht
» 1 Tasse Kürbiskerne,
   über Nacht eingeweicht
» Saft von 1 Zitrone
» 1 Bund Dill

Zubereitung

Alles im Mixer fein pürieren – und fertig ist ein pikanter Senf.

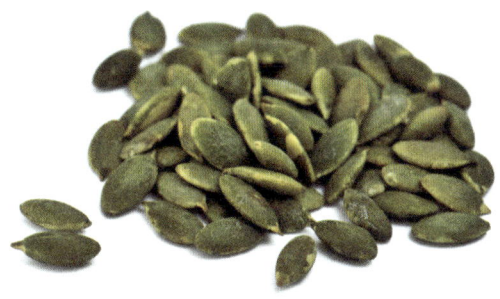

🦎 Mayonnaise

Zutaten

» 1 TL Sonnenblumenkerne
» 1 TL Apfelessig
» 1 TL Zitronensaft
» 1/2 TL Senfpulver
» 1 Prise Steinsalz
» 1 Knoblauchzehe

Zubereitung

Sämtliche Zutaten im Mixer glatt pürieren und frisch zubereitet zu Salaten und Gemüse reichen.

🦎 Ketchup

Zutaten

» 4–5 Tomaten
» 1 rote Paprika, entkernt
» 1 Knoblauchzehe
» Saft von 1 Zitrone
» 100 g Rosinen
» 100 g getrocknete Tomaten
» 1 TL Steinsalz
» 2 TL Paprikapulver süß
» etwas weißer Pfeffer
» 1 Messerspitze Zimt
» 1 Handvoll Basilikumblätter

Zubereitung

Tomaten mit Paprika, Knoblauch und Zitronensaft pürieren. Die restlichen Zutaten dazugeben und alles mixen. 2–3 Stunden stehen lassen und ein weiteres Mal gut mixen. In eine Flasche füllen und im Kühlschrank bis zu einer Woche aufbewahren.

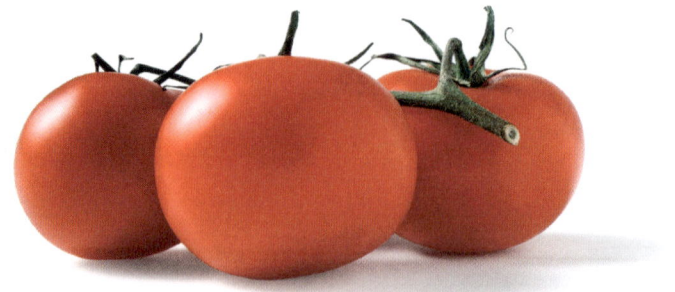

🐾 Bärlauch-Pesto

Dieses Pesto schmeckt einfach lecker und ist wegen der gesundheitsfördernden Eigenschaften des Bärlauchs ein Heilmittel zugleich.

Zutaten

» 3 Tassen Bärlauch
» 10 EL kalt gepresstes Öl deiner Wahl
» Steinsalz

Zubereitung

Den Bärlauch mit dem Öl mixen und mit Salz abschmecken. In sterile Gläschen füllen, mit Öl bedecken und verschließen. Im Kühlschrank aufbewahrt, ist das Pesto mehrere Wochen haltbar.

Gesundheitstipp

Bärlauch enthält viel Vitamin C, ätherische Öle, Magnesium und Eisen. Er ist genauso gesund wie Knoblauch, beeinflusst jedoch nicht den Körpergeruch. Bärlauch wirkt positiv auf Gärungsprozesse im Darm, verringert Blähungen und Krämpfe.

Darüber hinaus ist er appetitanregend, galletreibend, senkt das Cholesterin und sorgt für eine Erweiterung der Gefäße. Allgemein kräftigt Bärlauch den ganzen Körper und sollte im Frühjahr, wenn die frischen Blätter sprießen, als Kur täglich gegessen werden.

Käse & Samensnacks

🐉 Cashew-Frischkäse

Dieser Frischkäse gelingt ganz einfach und kann mit frischen Kräutern und Gewürzen ganz nach Belieben variiert werden.

Zutaten für ca. 200 g

» 2 Tassen Cashewkerne,
  4 Stunden eingeweicht
» 1/2 TL Steinsalz
» 2 TL Zitronensaft
» 1 Tasse Wasser

Zubereitung

Alle Zutaten glatt pürieren. Wer es cremiger mag, fügt etwas mehr Wasser hinzu.

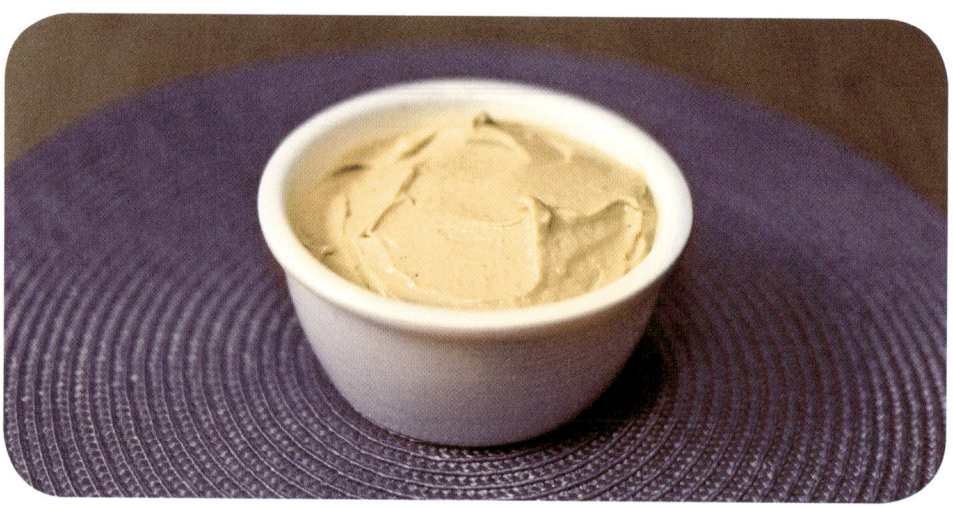

Tipp

Frische Kräuter wie Schnittlauch, Dill oder Knoblauch fein hacken und daruntermischen. Mit frisch gemahlenem schwarzem Pfeffer abschmecken.

Walnuss-Rote-Bete-Frischkäse

Mit seinem kräftigen Rotton ist dieser Frischkäse auch optisch ein Genuss. Man kann ihn als Aufstrich und als Dip verwenden. Saucen, Suppen und Gemüsegerichten verleiht er ein pikantes Aroma.

Zutaten für ca. 200 g

» 1 kleine Rote Bete
» 2 Tassen Walnüsse, eingeweicht
» 4 TL Zitronensaft
» 1 Knoblauchzehe
» 1 Prise Steinsalz
» frisch gemahlener schwarzer Pfeffer (nach Belieben)

Zubereitung

Die Rote Bete in Stücke schneiden. Mit Walnüssen, Zitronensaft, Knoblauch und Salz in einem Mixer glatt pürieren. Nach Belieben mit Salz und Pfeffer abschmecken.

Tipp

Wer es lieber stückig mag, kann einen Teil der Walnüsse klein hacken und nur kurz mitpürieren.

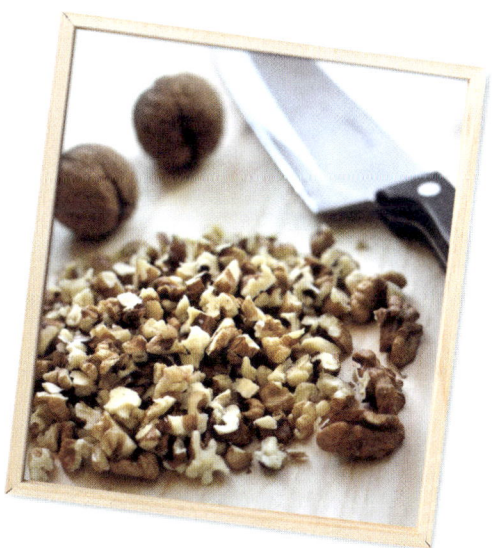

⏾ Haselnuss-Frischkäse

Frisch gereifte Haselnüsse haben einen milden Geschmack, der sich wunderbar harmonisch mit den Gewürzen in diesem Rezept verbindet.

Zutaten für ca. 100 g

» 1/2 Tasse Haselnüsse,
  über Nacht eingeweicht
» 2 Knoblauchzehen
» 1 kleine Scheibe Kurkumawurzel
  oder 1/2 TL gemahlene Kurkuma
» 1/2 TL gemahlener Kreuzkümmel
» 4 EL Tamari
» etwas Wasser

Zubereitung

Die eingeweichten Haselnüsse abgießen und unter fließendem Wasser abspülen. Mit den restlichen Zutaten in den Mixer geben und glatt pürieren.

Gesundheitstipp

Kurkuma oder Gelbwurz ist nicht nur ein aromatisches Gewürz, sondern dient in der ayurvedischen Medizin als Heilmittel. Sie regt die Leber an, wirkt anti-entzündlich und hilft bei Magen-Darm-Beschwerden.

Der in der Gelbwurz enthaltene Farbstoff Curcumin schützt neueren Laborversuchen zufolge vor Krebs und Alzheimer.

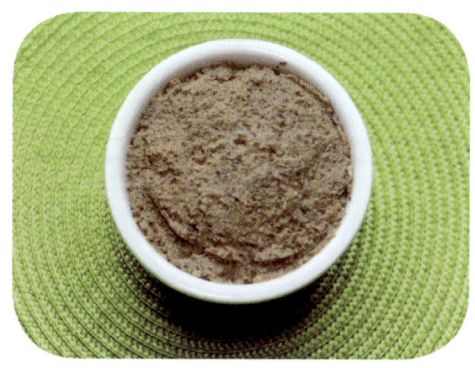

Frischkäse aus Pinienkernen

Pinienkerne haben einen unverwechselbar aromatischen Geschmack, der an Tannenharz erinnert. Als Frischkäse köstlich zu Kräckern und mediterranem Gemüse!

Zutaten für 125 g

» 1 Tomate
» 1 Tasse Pinienkerne
» 1 Knoblauchzehe
» Saft von 1 Zitrone
» 1/2 Tasse Wasser
» 1 TL Chilipulver
» Korianderblättchen zum Garnieren

Zubereitung

Alles zusammen in den Mixer geben und zu einer cremigen Masse pürieren. Mit Korianderblättchen dekorieren.

Gesundheitstipp

Pinienkerne sind besonders reich an Selen und Phosphor. Sie schützen vor freien Radikalen, Herz-Kreislauf-Erkrankungen und sorgen für einen gesunden Zellaufbau. Auch enthalten sie viel Vitamin A, B1 und B2 und Eisen.

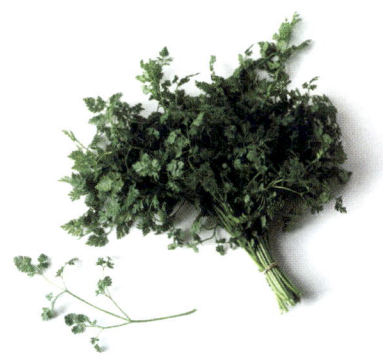

⟨☙⟩ Bärlauch-Kürbis-Frischkäse

Frühlingszeit ist Bärlauch-Zeit! Nutze sie, solange dieses wertvolle Kraut wächst, und tanke dabei seine Vitalstoffe und eine gute Portion Chlorophyll.

Zutaten für ca. 125 g

» 1 Tasse Kürbiskerne
» 3 Tassen Bärlauch
» 1/2 Tasse Wasser
» Steinsalz

Zubereitung

Kürbiskerne waschen und über Nacht mit Wasser bedecken. Am nächsten Morgen das Wasser abgießen und die Kürbiskerne unter fließendem Wasser waschen. Zusammen mit Bärlauchblättern und Wasser mixen. Mit Salz abschmecken.

Tipp

Statt Kürbiskernen kann man auch Sonnenblumenkerne, Pinienkerne, Hanfsamen oder Zedernkerne verwenden.

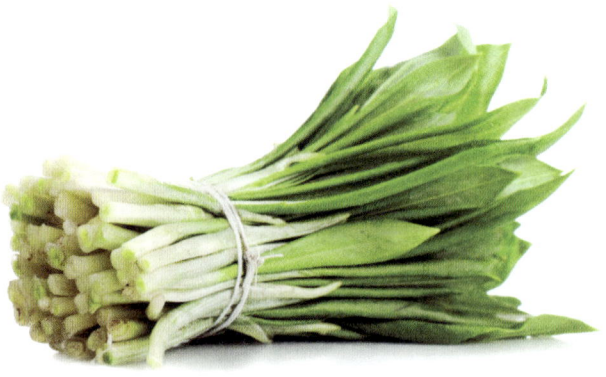

🐊 Marinierte Zwiebelchips

Die Zwiebelchips sind eine gesunde Knabberei, die auch zum Garnieren von Suppen und Salaten verwendet werden kann.

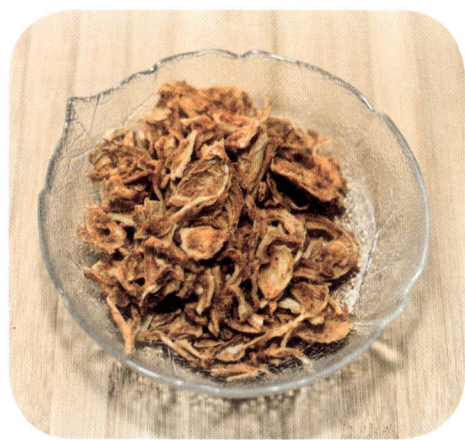

Zutaten

» 3 Zwiebeln
» 6 EL unpasteurisiertes Tamari
» 1 TL edelsüßes Paprikapulver
» 1 TL Kreuzkümmel
» 1 TL geschälte Hanfsamen

Zubereitung

Zwiebeln in Ringe schneiden und beiseitelegen. Die übrigen Zutaten mixen und die Zwiebelringe in der Mischung wenden. Eine Stunde ziehen lassen, dann auf Paraflexbögen oder Backpapier dünn ausbreiten und bei 42 °C trocknen, bis sie ganz knusprig sind.

Gesundheitstipp

Originales Tamari wird aus Sojabohnen, Meersalz und Wasser hergestellt, ist im Gegensatz zur Sojasauce weizenfrei und enthält nach der Gärung weniger Alkohol. Achte darauf, Tamari in Bio-Qualität zu kaufen, um die Verwendung von genmodifiziertem Soja zu vermeiden.

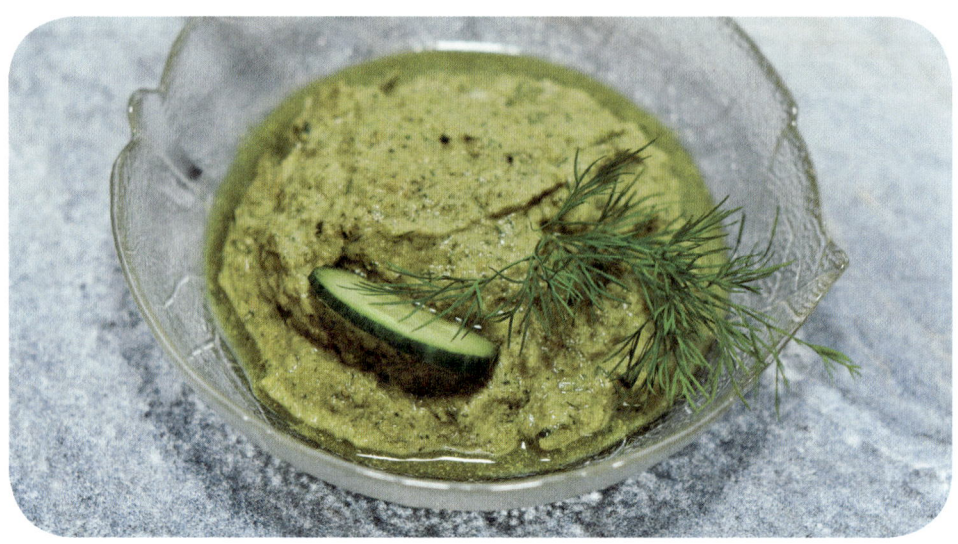

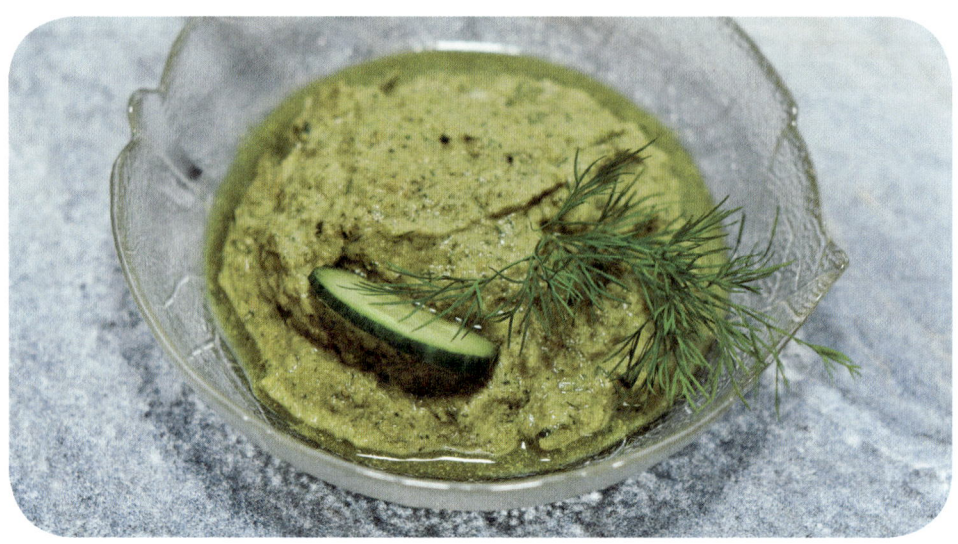 Zaziki

Diese Speise schmeckt köstlich frisch zu Salaten und Gemüsen und erinnert an den Sommer.

Zutaten für ca. 150 g

- » 1 Tasse Sonnenblumenkerne
- » 1 Bund Dill
- » 2 Knoblauchzehen
- » 1/2 Tasse Wasser
- » 1/2 Gurke
- » Steinsalz
- » frisch gemahlener schwarzer Pfeffer

Zubereitung

Die Kerne über Nacht einweichen. Am nächsten Morgen das Wasser abgießen und Kerne waschen. Zusammen mit Dill, Knoblauch und Wasser mixen und in eine Schüssel geben. Die halbe Gurke fein raspeln und unterrühren. Mit Salz und Pfeffer aus der Mühle abschmecken.

Tipp

Für einen frischen Geschmack nach Joghurt kann man 1–2 EL Zitronensaft hinzufügen und die Wassermenge reduzieren.

Tahini-Frischkäse

Dieser Frischkäse auf Tahini-Basis hat eine aromatische Koriandernote
und schmeckt köstlich zu frisch geschnittenem Gemüse.

Zutaten für ca. 125 g

» Saft von 2 Zitronen
» 4 Knoblauchzehen
» 1 Bund Koriandergrün
» 1 Tasse gemahlener Sesam
» 1 TL Steinsalz

Zubereitung

Zitronensaft, Knoblauch und Koriandergrün mixen, in eine Schüssel geben und
mit gemahlenem Sesam vermengen.
Mit Steinsalz abschmecken.

Tipp

Tahini stammt ursprünglich aus der orientalischen Küche und dient
als Basis für Hummus, Falafel, Saucen und Dips. Der Tahini-Frisch-
käse lässt sich auch zum Verfeinern von Auberginen und anderen
Gemüsen verwenden.

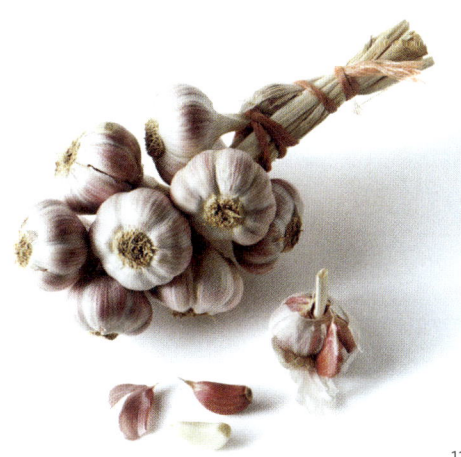

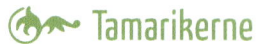 Tamarikerne

Lecker als Snack, Suppeneinlage und zum Bestreuen von Salaten!

Zutaten

» 150 g Kürbis- oder
  Sonnenblumenkerne
» 5 EL unpasteurisiertes Tamari

Zubereitung

Die Kerne 10 Stunden in Tamari einweichen und dabei ab und zu umrühren, damit sich alle Kerne gut vollsaugen können. Danach auf Paraflexbögen oder Backpapier dünn ausbreiten und bei 42 °C trocknen, bis sie ganz knusprig sind.

Tipp

Auch rohe Mandeln lassen sich gut in Tamari marinieren. Erhöhe hierfür die Einweichzeit auf 12 Stunden.

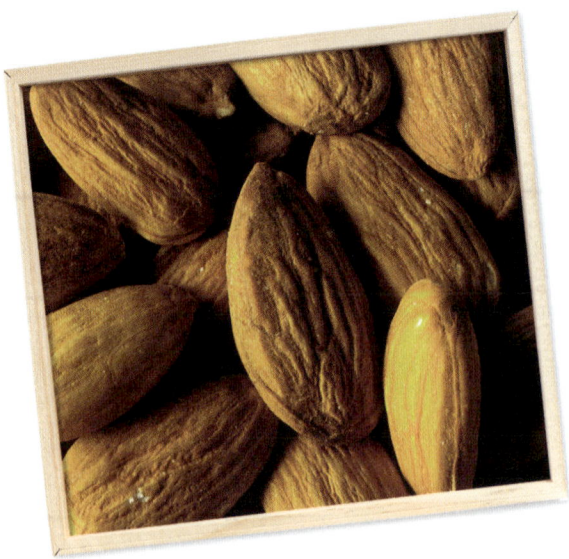

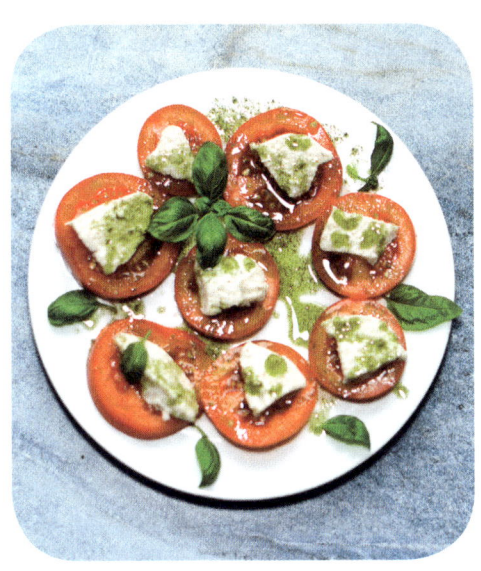

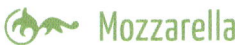 ## Mozzarella

Dieser Mozzarella schmeckt ganz wunderbar mit saftigen Tomaten und frischem Basilikum.

Zubereitung

Die Cashewkerne 2 Stunden in Wasser einweichen. Anschließend das Wasser abgießen und die Nüsse abspülen. In der Zwischenzeit die Flohsamenschalen in etwas Wasser verrühren und 2 Stunden quellen lassen. Cashews, Flohsamen und Zitronensaft im Mixer bis zu einer Minute glatt pürieren. Nach Geschmack würzen. Die Masse in ein Gefäß geben und im Kühlschrank ca. 1 Stunde kalt stellen. Danach den Mozzarella in eine schöne Schale stürzen und je nach Geschmack mit frischen Kräutern bestreuen.

Zutaten für 1 Kugel Mozzarella

- » 1/2 Tasse Cashewkerne
- » 1 Tasse Wasser
- » 2 EL Flohsamenschalen, gemahlen
- » 2 EL Zitronensaft
- » Steinsalz und Gewürze
  (nach Belieben)

Tipp

Anstelle von Cashewkernen kann man auch Macadamianüsse, Pinien-, Zedern- oder Sonnenblumenkerne verwenden.

Salate & Hauptmahlzeiten

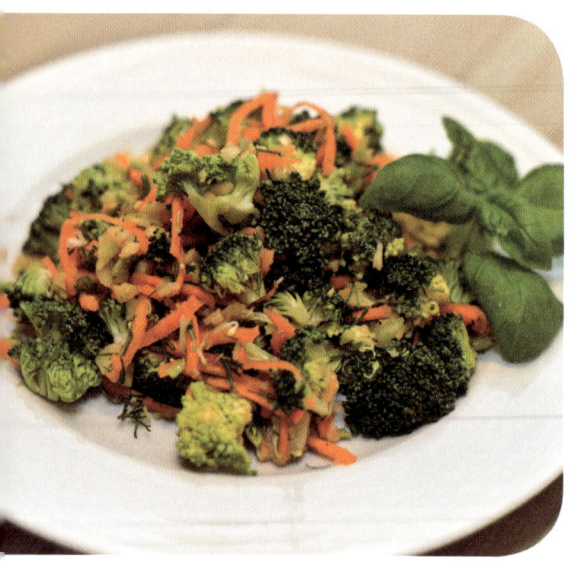 Brokkoli-Salat

Die Marinade aus Tamari und Olivenöl macht diesen Salat besonders
schmackhaft und unterstreicht die feinen Aromen des frischen Gemüses.

Zutaten für 2 Personen

» 1 Brokkoli
» 2 Karotten
» 1 kleine Knoblauchzehe
» 4 EL unpasteurisiertes Tamari
» Olivenöl

Zubereitung

Den Brokkoli waschen, die Röschen herunterschneiden und voneinander lösen. In eine Schüssel geben. Die Stiele schälen, vierteln und in einer Küchenmaschine grob raspeln. Die Karotten raspeln. Knoblauch, Tamari und reichlich Öl dazugeben. Alles gut vermischen und über Nacht kühl stellen, damit die Marinade gut durchziehen kann.

Tipp

Der Strunk des Brokkoli erinnert im Geschmack an grünen Spargel. Daher wurde der Brokkoli früher auch »Spargelkohl« genannt.

⊙~ Chinakohl-Salat

Dieser Salat mit der asiatischen Geschmacksnote ist ideal, wenn Gäste kommen. Er lässt sich prima einige Stunden im Voraus zubereiten, denn die Blätter bleiben auch mit dem Dressing vermischt frisch und knackig.

Zutaten für 2 Personen

» 1 Chinakohl
» 5 TL unpasteurisiertes Tamari
» 5 TL Wasser
» 1/2 TL Kurkumapulver
» 1/2 TL gemahlener Kreuzkümmel
» 1/2 TL gemahlene Koriandersamen
» 1 dünne Scheibe Ingwer,
   sehr fein gehackt oder gerieben
» 3 Knoblauchzehen, ausgepresst
» Korianderblättchen zum Garnieren

Zubereitung

Chinakohl in feine Streifen schneiden, auseinanderzupfen und in die Salatschüssel geben. Für das Dressing Tamari mit Wasser vermischen und Gewürze, Knoblauch und Ingwer hinzufügen. Das Dressing über die Chinakohl-Streifen geben und gründlich vermischen. Eine halbe Stunde ziehen lassen. Mit frischem Koriandergrün bestreuen.

Gesundheitstipp

Kreuzkümmel verbessert den Stoffwechsel und wirkt sehr positiv auf die Verdauung, indem er die Gallen- und Magensaftsekretion anregt und gegen Krämpfe und Blähungen hilft.

Muskatkürbis-Tomaten-Salat

Im Handumdrehen zubereitet ist dieser würzige Herbstsalat mit Gemüse aus dem eigenen Garten.

Zutaten für 2 Personen

» 1/4 Muskatkürbis
» 4 Tomaten
» 1/2 Bund Dill
» etwas Salz und Kürbiskernöl (nach Belieben)

Zubereitung

Den Kürbis fein reiben. Die Tomaten aufschneiden, die Kürbisraspel daruntermischen. Dill fein hacken und den Salat damit verfeinern. Wenn gewünscht, mit etwas Salz und einigen Spritzern Kürbiskernöl abschmecken.

Gesundheitstipp

Das gelbe bis orangefarbene Fruchtfleisch des Muskatkürbis ist besonders reich an Beta-Karotin und sättigenden Ballaststoffen.

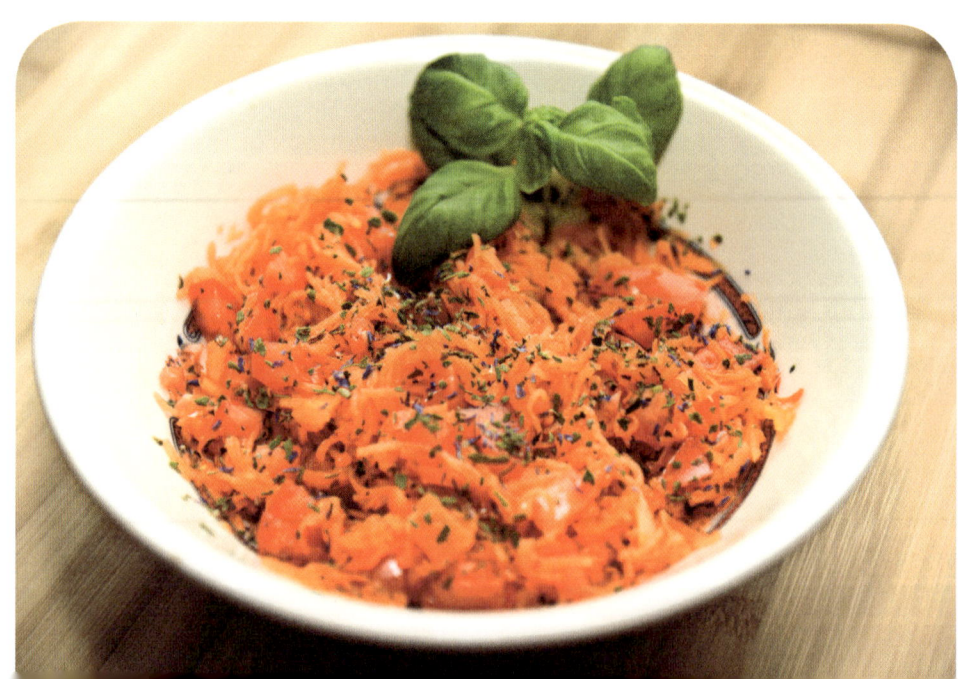

Rote-Bete-Salat

Zedernkerne geben der herben Roten Bete einen leicht harzigen Geschmack. Ein wärmender, wunderbar sättigender Salat, der als Hauptgericht dient.

Zutaten für 2 Personen

» 1 große Rote Bete
» 1 Tasse Zedernkerne,
  2–4 Stunden eingeweicht
» Saft von 1 Limette
» 1 Knoblauchzehe
» 1 Bund Dill
» einige Stängel Koriandergrün

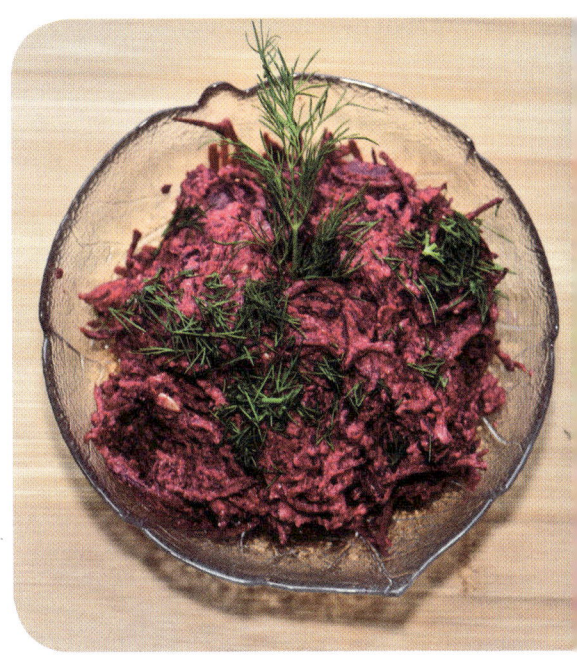

Zubereitung

Die Rote Bete fein reiben. Zedernkerne mit Limettensaft, Knoblauch und Dill pürieren. Unter die Rote Bete mischen. Koriander fein hacken und über den Salat streuen.

Tipp

Anstelle der Zedernkerne kann man für diesen Salat auch Wal- oder Pekannüsse verwenden. Pekannüsse schmecken süßlicher und enthalten wie die Walnuss wichtige ungesättigte Fettsäuren und Mineralien.

Roter Wintersalat

Das Auge isst mit! Die kräftigen Farben dieses gesunden Salats regen den Appetit an und heben die Stimmung an grauen Wintertagen.

Zutaten 2 Personen

» 2 Karotten
» 1 Rote Bete
» 1 Bund Petersilie
» 3 EL Sonnenblumenkerne, eingeweicht
» etwas Wasser

Zubereitung

Karotten und Rote Bete raspeln und in die Schüssel geben. Sonnenblumenkerne, Petersilie und etwas Wasser zu einer Sauce pürieren und mit dem geraspelten Gemüse gut vermischen. Vor dem Genuss ein wenig ziehen lassen.

Gesundheitstipp

Petersilie ist eine wundersame Medizin, die wir für unsere Gesundheit regelmäßig nutzen können. Sie ist reich an Chlorophyll und unterstützt unseren Körper bei der inneren Reinigung. In der Pflanze ist fast die ganze Bandbreite an Vitaminen vorhanden: Vitamin A, C, B1 bis B6, K, dazu Folsäure und Beta-Carotine. Petersilie ist auch eine hervorragende Quelle für Mineralstoffe und Spurenelemente. Sie liefert uns Magnesium, Calcium, Eisen, Phosphor, Mangan, Kalium und Schwefel. Außerdem hilft Petersilie gegen Mundgeruch.

Salat aus Pastinaken, Rote Bete und Sellerie

Mit einem Klacks Radieschen-Pesto serviert, ist dieser kräftigende Salat ein Genuss!

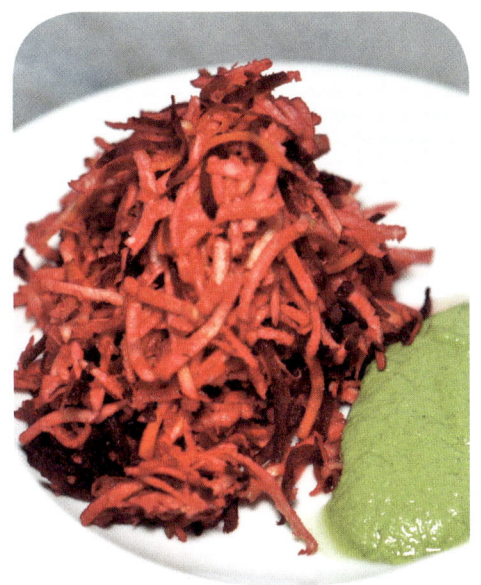

Zutaten für 2 Personen

» 1 große Pastinake
» 1 Rote Bete
» 1/4 Knolle Sellerie
» Saft von 1/2 Zitrone
» Steinsalz
» 1 Handvoll Petersilie, gehackt

Zubereitung

Die Gemüse raspeln und in eine Schüssel geben. Zitronensaft darübergeben und gut untermischen. Mit Salz abschmecken und mit gehackter Petersilie bestreuen. Eine halbe Stunde ziehen lassen.

Gesundheitstipp

Pastinaken schmecken leicht süßlich und enthalten neben Kalium und Vitamin A das stärkeähnliche Inulin. Damit sind sie für Diabetiker besonders gesundheitsfördernd. Darüber hinaus sind Pastinaken reich an sekundären Pflanzenstoffen, die sich stärkend auf unser Immunsystem auswirken.

Süßkartoffel-Zucchini-Salat

Sauerampfer wirkt entschlackend und verleiht den nussig-süß schmeckenden Süßkartoffeln in diesem Gericht pikante Frische.

Zutaten für 2 Personen

» 1 Süßkartoffel
» 2 Zucchini
» 1 Tasse Sauerampferblätter
» 2 EL geschälte Hanfsamen
» Steinsalz
» frische Kräuter zum Garnieren

Zubereitung

Die Süßkartoffel schälen und fein raspeln. Eine Zucchini raspeln und zu der Süßkartoffel geben.

Die zweite Zucchini mit Sauerampfer, Hanfsamen und einer Prise Salz pürieren und über den Salat geben. Mit frischen Kräutern bestreuen.

Tipp

Statt Sauerampfer kann man auch Bärlauch, Petersilie oder Radieschengrün verwenden.

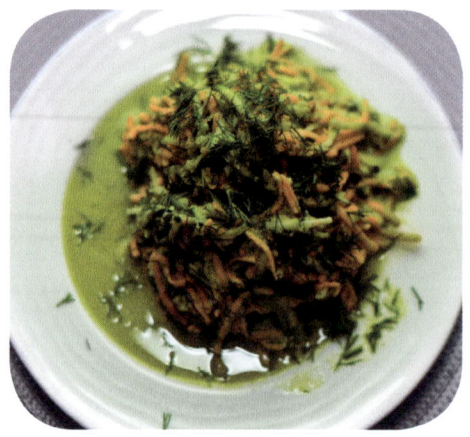

Pastinaken-Topinambur-Salat

Dies ist der Lieblingssalat unserer Tochter, die bei jedem Wetter bereit ist, dafür Topinambur-Knollen im Garten auszugraben.

Zutaten für 2 Personen

» 2 Pastinaken
» 2 Topinambur
» 1 Knoblauchzehe
» 1 Bund Dill
» 1/2 Zitrone, geschält und entkernt
» 1/3 TL gemahlene Bockshornklee-samen
» frische Kräuter zum Garnieren

Zubereitung

Eine Pastinake und die Topinambur-knollen fein raspeln. In eine Schüssel geben. Die zweite Pastinake, Knoblauch, Dill, Zitrone und Bockshornklee im Mixer pürieren und über die Raspel geben. Gut untermengen und mit gehackten Kräutern dekorieren.

Gesundheitstipp

Die getrockneten Samen vom Bockshornklee enthalten bis zu 30 Prozent Schleimstoffe, die eine schützende Schicht auf Schleimhäuten und der Haut bilden und dadurch reizlindernd wirken. Bockshornklee gilt ebenfalls als entzündungshemmend, appetitanregend, verdauungsfördernd und schleimlösend. Er hilft bei Haarausfall und kann das Haarwachstum fördern.

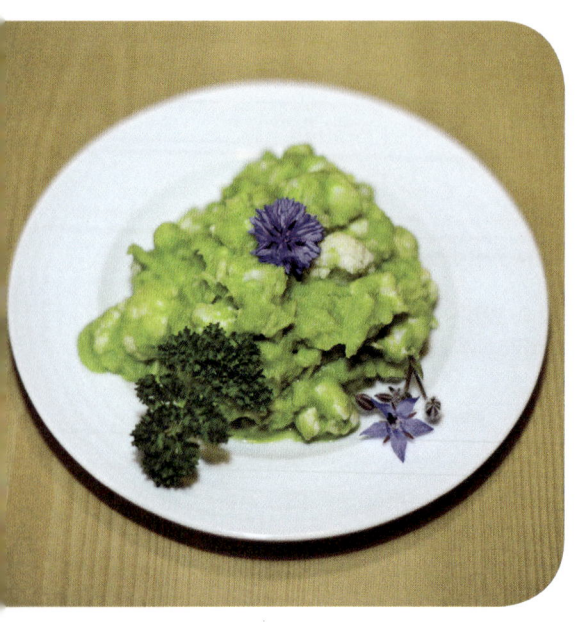

Blumenkohl im eigenen Saft

Blumenkohl zählt mit seinem feinen Geschmack und seiner Bekömmlichkeit zu den beliebtesten Gemüsen – zu Recht!

Zutaten für 2 Personen

» 1 Blumenkohl
» 1 Bund Dill
» Saft von 1 Limette
» 1/2 Tasse Sonnenblumenkerne, über Nacht eingeweicht
» Salz (nach Belieben)

Zubereitung

Den Blumenkohl waschen, die Röschen herunterschneiden, zerteilen und in eine Schüssel geben. Den Strunk mit Dill, Limettensaft und Sonnenblumenkernen in einem Mixer pürieren und über den Blumenkohl gießen. Nach Bedarf etwas salzen – aber ich finde, es schmeckt auch ohne Salz wunderbar.

Tipp

Mit Dill kombiniert, schmeckt Blumenkohl besonders gut.
Zur Abwechslung kann man auch frische Petersilie verwenden.

Couscous aus Blumenkohl

Dieser Couscous gelingt ganz ohne Getreide und ist eine gesunde, glutenfreie Alternative mit dem Aroma gartenfrischer Kräuter.

Zutaten für 2 Personen

» 1 Blumenkohl
» Saft von 1 Zitrone
» 1 Prise Salz
» 4 Tomaten
» 1 Handvoll Endivien- oder Feldsalat
» 1 Bund Petersilie
» 1/2 Tasse frische Minzeblätter
» 3 Knoblauchzehen, fein gehackt
» 1/2 Tasse schwarze Rohkost-Oliven, fein geschnitten

Zubereitung

Den Blumenkohl klein schneiden und sehr fein und körnig hacken. In eine Schüssel geben. Mit Zitronensaft und Salz mischen. Tomaten fein würfeln und dazugeben. Salat waschen, rupfen und untermengen. Petersilie, Minze und Knoblauch fein hacken, mit den Oliven vermengen und untermischen. Eine halbe Stunde ziehen lassen.

Tipp

Der Couscous kann auch länger ziehen und eignet sich als leckere, gesunde Zwischenmahlzeit zum Mitnehmen und fürs Sommerpicknick.

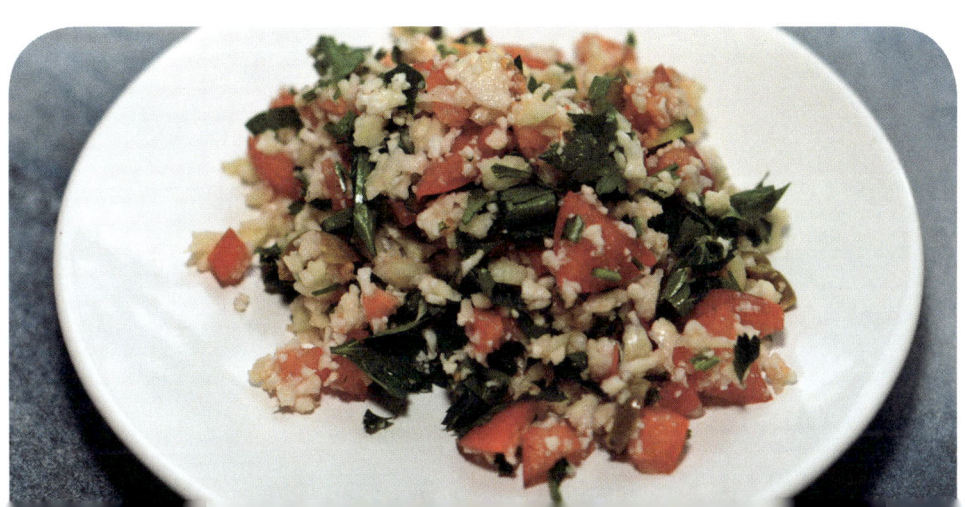

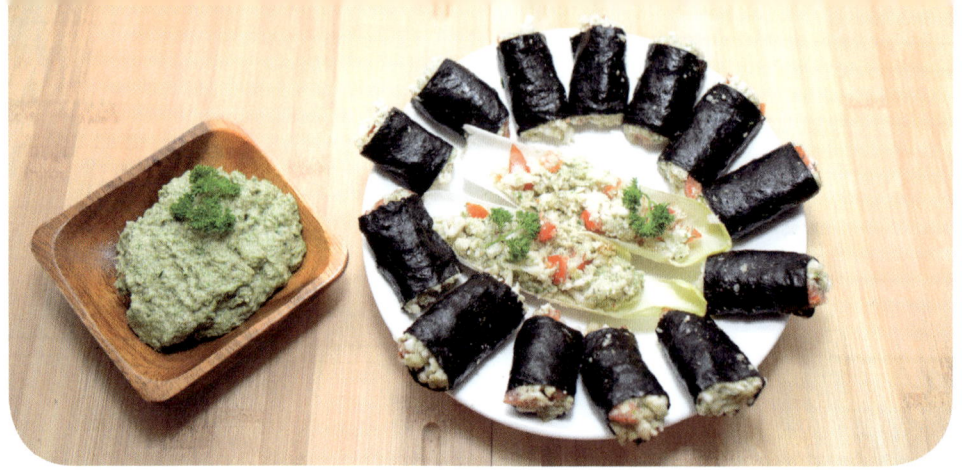

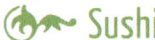 Sushi

Dieses Sushi bringt Abwechslung auf dem Rohkost-Speiseplan.
Es lässt sich schnell zwischendurch zubereiten und kann im Kühlschrank
aufbewahrt mehrere Stunden ziehen.

Zutaten

» 1/2 Blumenkohl
» 3 Tomaten
» Sesampaste (siehe Seite 97)
» Noriblätter (nicht geröstet)

Zubereitung

Blumenkohl klein schneiden und sehr fein und körnig hacken. Die Tomaten fein würfeln und mit Blumenkohl und Sesampaste vermischen. Füllung auf die Noriblätter geben und gut verteilen. Mithilfe einer Bambusmatte rollen und mit einem scharfen Messer in Stücke schneiden. Mit Sojasauce oder Tamari servieren.

Tipp

In der Rohkostküche verwendet man nur ungeröstete Noriblätter. Hierfür werden die nährstoffreichen Rotalgen bei Niedrigtemperaturen schonend getrocknet. Achte auf Bio-Qualität, denn sie garantiert, dass die Algen nicht mit Schwermetallen und Herbiziden belastet sind.

Gefüllter Chicorée

Chicoréeblätter sind gefüllt eine Delikatesse. Sie eignen sich ganz ausgezeichnet als appetitanregende Vorspeise, als Snack und auf dem Rohkostbüffet.

Zutaten für 2 Personen

» 1 Chicorée
» 1 Rezept Sushi (siehe links, ohne die Noriblätter)

Zubereitung

Chicoréeblätter abzupfen, dabei die äußeren Blätter nicht verwenden. Auf einem Teller hübsch anrichten und je einen EL Sushi-Füllung hineingeben.

Du kannst Chicoréeblätter auch mit einem Klacks Frischkäse füllen und zu einer Blüte anrichten oder zusammen mit Sushi servieren.

Gesundheitstipp

Chicorée ist sehr gesund, er enthält neben den Vitaminen A, B und C viel Kalium, Calcium, Magnesium und Phosphor sowie Bitterstoffe, die Magen und Galle anregen. Wegen des Gehalts an Inulin ist er für Diabetiker sehr verträglich und fördert eine gesunde Darmflora.

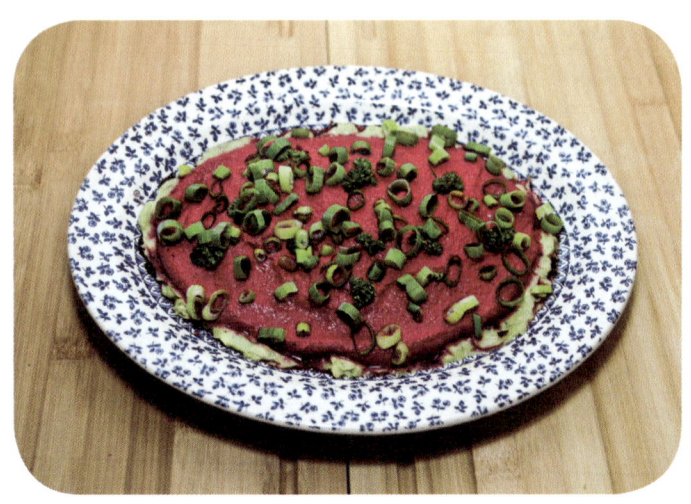

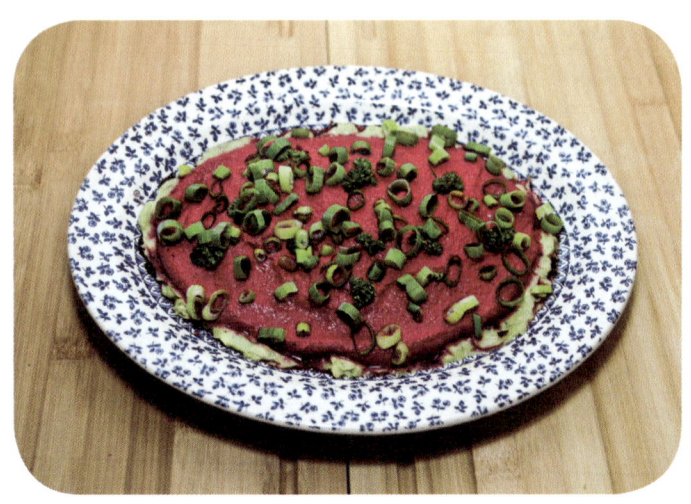 Algen-Tarte

Diese herzhafte Tarte wird in drei Schichten zubereitet, die sich geschmacklich wunderbar ergänzen.

Zutaten für eine Tarte

» 3 EL Meeresalgen, z.B. Dulse
» 1 Avocado
» 1 Bund Petersilie
» 2 TL Misopaste
  (ohne geröstete Gerste)
» 1 Rote Bete
» 1/2 Tasse eingeweichte
  Sonnenblumenkerne
» 2 Knoblauchzehen
» 1 Frühlingszwiebel

Zubereitung

Für die erste Schicht Meeresalgen nach Packungsangabe zubereiten. Auf einem flachen Teller auslegen.

Avocado, Petersilie und 1 EL Miso zusammen pürieren und als zweite Schicht über die Algen streichen.

Für die dritte Schicht Rote Bete, Sonnenblumenkerne, Knoblauch und 1 TL Misopaste pürieren und über der zweiten Schicht verteilen. Frühlingszwiebel fein schneiden und darüberstreuen. Eine halbe Stunde kühl stellen.

Kürbis-Carpaccio

Carpaccio vom Kürbis ist ein leckerer Appetitmacher, der mit Zwiebelpesto angerichtet die richtige Würze erhält.

Zutaten für 2 Personen

» 1/4 Muskatkürbis
» Saft von 1/2 Zitrone
» 1 EL getrocknete Dillspitzen
» frisch gemahlener schwarzer Pfeffer
» Steinsalz
» etwas Petersilie zum Garnieren

Zubereitung

Muskatkürbis schälen, halbieren und hauchdünn aufschneiden. Auf die Teller geben, mit Zitronensaft betupfen und mit Dillspitzen bestreuen. Mit Pfeffer und Salz abschmecken und mit ein paar Petersilienröschen dekorieren.

Tipp

Dazu passt Zwiebelpesto. Sehr lecker schmeckt auch Bärlauch-Kürbis-Frischkäse zum Carpaccio. Dann anstelle des Dills ein paar Bärlauchblätter sehr fein schneiden und über das Carpaccio streuen.

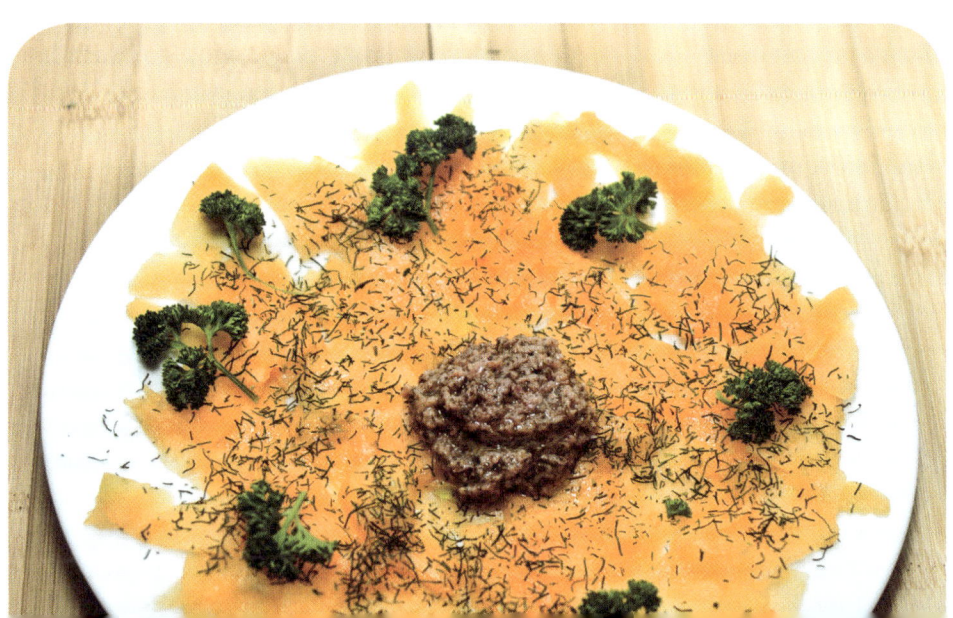

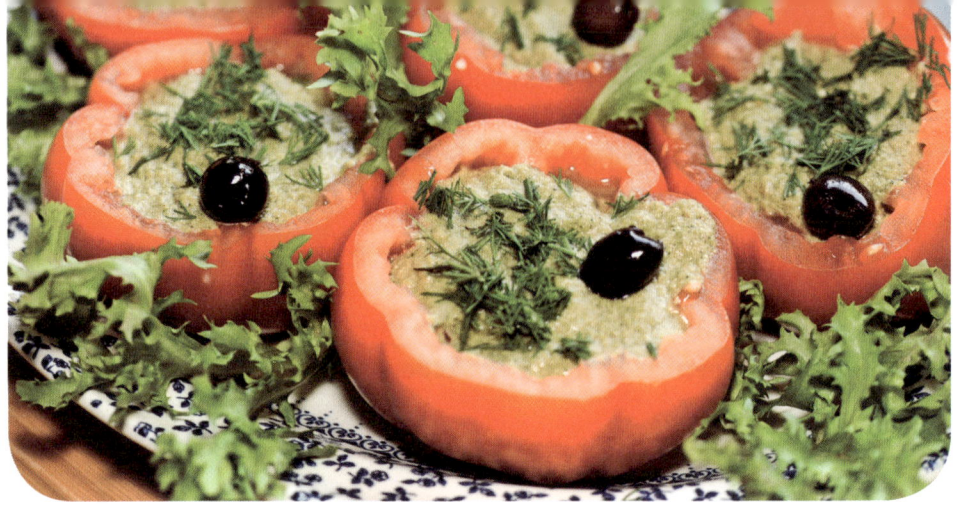

🐨 Gefüllte Tomaten

Ein wunderbares Sommerrezept mit einer raffinierten Füllung und dem Aroma frischer Minze!

Zutaten 5 Portionen

» 5 große Fleischtomaten
» 2 rote Paprika, entkernt
» 3 Knoblauchzehen
» 1 Handvoll Minzeblätter
» 1/2 TL Chilipulver
» 1 Tasse Kürbiskerne, 4 Stunden in Wasser eingeweicht
» frische Kräuter und Oliven zum Garnieren

Zubereitung

Die Tomaten der Länge nach durch-schneiden. Mit einem Löffel das Frucht-fleisch entfernen und in einen Mixer geben. Paprika vierteln, dazugeben und mit Knoblauch und Pfefferminzblättern pürieren. Chilipulver und Kürbiskerne ohne das Einweichwasser hinzufügen und nochmals pürieren. Die Masse in die Tomatenhälften füllen und mit frischen Kräutern bestreuen.

Gesundheitstipp

Der in den Kürbiskernen enthaltenen Linolsäure wird eine heilende Wirkung besonders auf die Blase nachgesagt. Kürbiskerne sind reich an Eiweiß, Zink und Vitamin E.

Gefüllte Mini-Paprika

Die kleinen Paprikaschoten sind besonders aromatisch und enthalten jede Menge Vitamin C.

Zutaten für 4 Personen

» 8 Mini-Paprikaschoten
» 2 Karotten
» 2 Tomaten
» 1 Knoblauchzehe
» 1 Bund Dill
» 4 EL Sesamsamen
» 8 grüne Salatblätter

Zubereitung

Die Oberseite der Paprikaschoten aufschneiden und die Kerne vorsichtig entfernen. Für die Füllung die Karotten raspeln. Tomaten, Knoblauch und Dill im Mixer grob pürieren. Karotten und Sesam unter die Masse heben und in die Paprikaschoten füllen. Auf grünen Salatblättern anrichten.

Tipp

Wer es lieber mediterran mag, kann anstelle von Dill frische italienische Kräuter, wie Basilikum, Oregano, Thymian, Rosmarin und Salbei, ganz nach Geschmack verwenden.

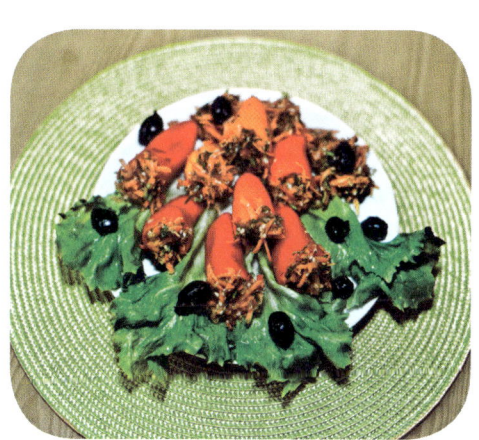

🐉 Gemüse-Pflanzerl

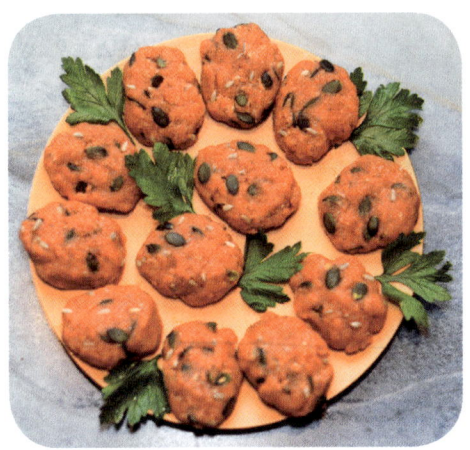

Diese Pflanzerl aus der Rohkostküche sind glutenfrei und schmecken köstlich zu Salaten, mit Ketchup oder einem Dip zu Gemüse-Fingerfood.

Zutaten für ca. 8 Pflanzerl

» 4 Tomaten
» 1 rote Paprikaschote, entkernt
» 1 rote Zwiebel
» 2 Knoblauchzehen
» 1 Bund Petersilie
» Steinsalz
» 2 EL Kürbiskerne
» 2 EL Sonnenblumenkerne
» 6–8 EL Flohsamenschalen

Zubereitung

Tomaten, Paprika, Zwiebel, Knoblauch und Petersilie pürieren. In eine Schüssel geben und mit Steinsalz abschmecken. Kürbis- und Sonnenblumenkerne mischen. Flohsamen esslöffelweise untermengen, bis eine dicke Masse entsteht. Daraus Pflanzerl formen.

Auf die Dörrfolie legen. 2–4 Stunden in einem Dörrautomaten oder im Ofen bei 42 °C dörren (die Ofentür offen lassen). Warm essen.

Tipp

Die Pflanzerl können bis zu 6 Tagen im Kühlschrank aufbewahrt werden. Sie sind ideal als Zwischenmahlzeit, für unterwegs und fürs vegane Rohkostbüffet.

Süßkartoffel-Pflanzerl

Süß, scharf, exotisch – diese Pflanzerl bieten eine köstliche Abwechslung für den Gaumen und gelingen ganz leicht.

Zutaten für 8 Pflanzerl

» 1 große Süßkartoffel
» 1 rote Spitzpaprika
» 1 Zwiebel
» 1 dünne Scheibe Ingwerwurzel
» 1 TL Curry-Pulver
» 1 Prise Steinsalz
» 1 Tasse Sauerampfer
» 6–8 EL Flohsamen

Zubereitung

Alle Zutaten außer dem Sauerampfer und den Flohsamen zusammen pürieren und in eine Schüssel geben. Den Sauerampfer fein schneiden und daruntermischen. Nach Belieben mit Steinsalz abschmecken. Esslöffelweise die Flohsamen untermengen, bis eine dicke Masse entsteht. Daraus Pflanzerl formen. Auf die Dörrfolie legen. 2–4 Stunden in einem Dörrautomaten oder im Ofen bei 42 °C dörren (die Ofentür offen lassen). Warm essen. Die Pflanzerl können bis zu 6 Tagen im Kühlschrank aufbewahrt werden.

Gesundheitstipp

Gesunder Darm – gesunde Haut! Flohsamenschalen enthalten Ballaststoffe und Schleimstoffe, die in Verbindung mit Wasser aufquellen. So wird die Verdauung unterstützt und der Darm gesund erhalten. Flohsamen helfen bei Verstopfung ebenso wie bei Durchfall. Auch beim Reizdarmsyndrom können durch den mäßigen Verzehr von Flohsamen schnell Verbesserungen eintreten.

⚭ Schneller Leinsamenbrei

Diesen leckeren und sättigenden Brei bereite ich mir häufig zu, wenn ich auf Vortrags- und Seminarreisen bin. Verwende möglichst frisch gemahlene Leinsamen, da sie schnell ranzig werden.

Zutaten für 1 Portion

» 3 EL frisch gemahlener Leinsamen
» etwas warmes Wasser
» 1 Banane oder Agavendicksaft
  zum Süßen

Zubereitung

Leinsamen in der Kaffeemühle mahlen und mit 40 °C warmem Wasser verrühren. Wer es süß mag, gibt eine zerdrückte Banane oder einen Spritzer rohen Agavendicksaft hinzu.

Tipp

Probiere auch die folgende Variation des schnellen Leinsamenbreis. Sie ist ebenso bekömmlich und enthält die wertvolle Energie frisch gekeimter Saaten.

⚭ Leinsamenbrei gekeimt

3 EL Leinsamen über Nacht in lauwarmem Wasser einweichen. Nach 12 Stunden sind die Samen bereits am Keimen. Zusammen mit dem Einweichwasser in den Mixer geben und pürieren. Je nach Geschmack eine Banane oder ein paar Datteln mit pürieren.

Winterkraut nach russischer Art

Dieses Rezept ist eine Spezialität meiner Mutter, und ich habe besonders im Herbst und Winter immer etwas davon in meinem Kühlschrank.

Winterkraut ist ein weiches Kraut, nicht so fest wie Weißkohl. Es ist im Herbst in türkischen und russischen Geschäften zu bekommen. Alternativ kann man auch Spitzkohl verwenden.

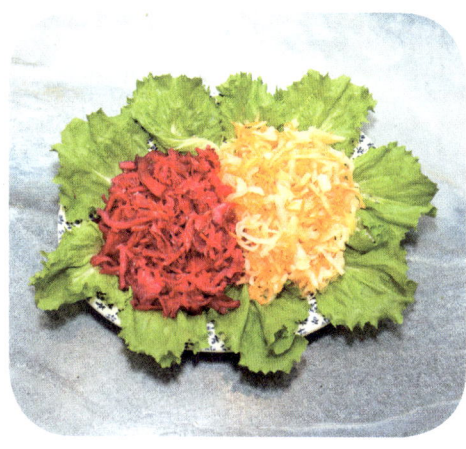

Zutaten

» 1 kg Winterkraut
» 15–20 g Steinsalz
» 1 Spritzer Öl, frisch gemahlener schwarzer Pfeffer und frische Kräuter zum Garnieren (nach Belieben)

Zubereitung

Kraut fein hobeln, in eine Schüssel geben und mit dem Steinsalz gut durchmischen. Mit den Händen kneten, bis das Kraut weich und saftig wird.

In ein Email- oder Glasgefäß geben und gut hineindrücken. Auf das Kraut einen Teller legen und diesen mit einem Gewicht beschweren. Bei Zimmertemperatur stehen lassen. Während des Gärungsprozesses bilden sich natürliche Milchsäurebakterien, die das Kraut verarbeiten. Nach 4–5 Tagen ist es verzehrfertig und kann roh als Salat gegessen werden. Nach Belieben mit etwas Öl und frisch gemahlenem schwarzen Pfeffer verfeinern und frische Kräuter darüberstreuen.

Den Rest in sterile Gläser füllen, verschließen und in den Kühlschrank stellen. Es kann über 3 Monate aufbewahrt werden.

Brokkoli-Zucchini-Salat

Dieser Salat sättigt, ohne den Körper zu belasten. Ein Klacks Bärlauch-Kürbis-Frischkäse gibt ihm das gewisse Extra.

Zutaten für 2 Personen

- » 1 Brokkoli
- » 2 kleine Zucchini
- » Saft von 1/2 Zitrone
- » 1/3 TL gemahlene Kurkuma
- » Salz zum Abschmecken

Zubereitung

Brokkoli grob raspeln. Anschließend Zucchini mit der Schale raspeln und zum Brokkoli geben. Den Zitronensaft unterrühren, mit Kurkuma würzen und mit Salz abschmecken.

Gesundheitstipp

Brokkoli enthält neben Chrom wichtige Enzyme, die hitzeempfindlich sind und beim Kochen zerfallen. Die rohe Verwendung von Röschen und Strunk ist daher besonders wichtig, um die krebsvorbeugende Wirkung zu gewährleisten.

Wissenschaftler der Ohio State University fanden heraus, dass Brokkoli wie auch Rosenkohl Krebs aufhalten können. Das beliebte Gemüse regt den Organismus zur Bildung der krebsbekämpfenden Substanz Indol-3-Carbinol an. I3C stellt sich Krebszellen in den Weg und hindert damit ihre Ausbreitung.

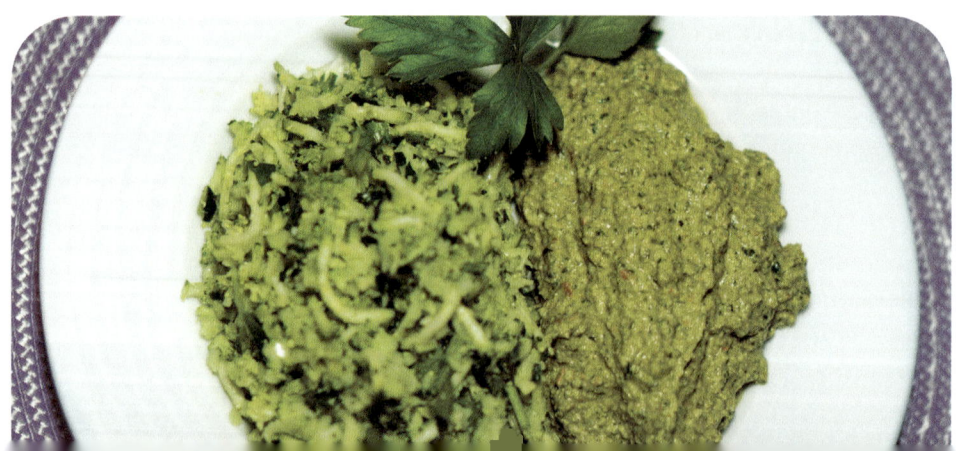

Kräcker, Wraps & Pizza

Buchweizen-Sauerkraut-Kräcker

Diese pikanten Kräcker sind glutenfrei und schmecken köstlich zum Winterkraut auf russische Art (siehe Seite 137) sowie als herzhafte Knabberei.

Zutaten für 2 Bleche

» 1 Tasse Buchweizen, über Nacht eingeweicht
» 1 Tasse trockener Buchweizen
» 1/2 Tasse Winterkraut (siehe Seite 137 oder auch gekauftes Bio-Sauerkraut)
» 1 Tasse Petersilie
» 1 Zwiebel
» 5 EL gemahlene Flohsamenschalen
» etwas Wasser
» 1/2 TL gemahlenen Kurkuma

Zubereitung

Alle Zutaten außer dem trockenen Buchweizen im Mixer mit wenig Wasser pürieren. Trockenen Buchweizen unterrühren, sodass der Teig noch stückig ist und Biss hat.

Den Teig dünn auf die Silikoneinlage des Dörrautomaten oder auf Backpapier aufstreichen und mit dem Messer kleine Quadrate ziehen.

Bei 42 °C über Nacht dörren, bis die Kräcker ganz knusprig sind. Luftdicht aufbewahrt sind sie mehrere Monate haltbar

Tipp

Ich gebe den Kräckern gern ein wenig Selleriegrün bei. Es verleiht ihnen einen noch intensiveren Geschmack.

🦎 Gemüse-Kräcker

Kreuzkümmel und Anis machen diese würzigen Kräcker besonders bekömmlich. Sie passen gut zu frisch aufgeschnittener Avocado und leichten Suppen.

Zutaten für 2 Bleche

» 1 Tasse Sonnenblumenkerne
» 5 EL gemahlene Chiasamen
» 3 Tomaten
» 1 rote Paprika, entkernt
» 1 Zwiebel
» 1 Bund frisches Basilikum
» 1 TL gemahlener Anis
» 1 TL gemahlener Kreuzkümmel
» 1/2 TL gemahlene Kurkuma
» Steinsalz (nach Belieben)

Zubereitung

Die Zutaten in den Mixer geben und fein pürieren. Nach Geschmack leicht salzen. Den Teig auf die Silikoneinlage des Dörrautomaten oder auf Backpapier aufstreichen und in kleine Quadrate schneiden. Über Nacht bei 42 °C dörren.

Gesundheitstipp

Anis wurde bereits im alten Ägypten als Heilkraut wie auch als Gewürz geschätzt. Das in den Anisfrüchten enthaltene Öl wirkt krampflösend und hilft besonders bei Magen-Darm-Beschwerden und Blähungen. Auch bei Atemwegserkrankungen kann Anis lindernd und schleimlösend wirken.

🦎 Leinsamen-Wraps

Diese nussigen Wraps sind ideal zum Füllen mit buntem Gemüse und Frischkäse oder Pesto ganz nach Geschmack.

Zutaten für 2 Bleche

» 1 1/2 Tassen gemahlener goldener Leinsamen
» 2 große Zucchini
» 2 Knoblauchzehen
» 1 Bund Petersilie
» 2 Tassen Wasser

Zubereitung

Alle Zutaten in einen leistungsstarken Mixer geben und zu einem glatten Teig pürieren. Da Leinsamen schnell aufquellen, gleich auf Backpapier oder auf Dörrfolie ca. 3 mm dünn ausstreichen. Mit dem Messer Kreise oder Quadrate ziehen, in die man später die Füllung geben kann.

Die Wraps bei 42 °C ca. 5–6 Stunden dörren; sie sollen nicht zu trocken sein. Fertige Wraps halten sich bis zu einem Monat im Kühlschrank. Zum Aufbewahren verwende ich eine Vorratsdose aus Glas mit einem verschließbaren Deckel. Man kann auch Tupperware nehmen, nur würde ich sie mit Backpapier auskleiden, damit die Wraps nicht auf dem Plastik liegen.

Gesundheitstipp

Leinsamen sind ein wahres Superfood. Sie sind reich an B-Vitaminen, Vitamin E, Proteinen und Kalium und enthalten hohe Mengen an Omega-3-Fettsäuren. Sie senken den Cholesterinspiegel, wirken sich positiv auf die Blutfettwerte aus und können mit ihrem Gehalt an ungesättigten Fettsäuren koronaren Herzerkrankungen vorbeugen. Der hohe Ballaststoffanteil der Leinsamen und die Schleimstoffe wirken förderlich auf die Verdauung und tragen zur Entschlackung des Körpers bei.

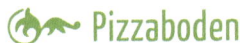 # Pizzaboden

Eine leckere vegane Rohkostalternative für alle Pizza-Liebhaber!

Zutaten für 2 Pizzaböden

» 5 Tomaten
» 1 rote Paprika
» 1 kleine Zwiebel
» 1 TL Pizzagewürz
» frisch gemahlener schwarzer Pfeffer
» 1 Prise Steinsalz (nach Belieben)
» 1 Tasse frisch gemahlene Leinsamen

Zubereitung

Tomaten, Paprika und Zwiebel pürieren. In eine Schüssel geben. Pizzagewürz hinzufügen, mit Pfeffer aus der Mühle und nach Belieben etwas Steinsalz abschmecken. Frisch gemahlene Leinsamen unterrühren. Den Teig ca. 1/2 cm dick auf Backpapier oder Dörrfolie streichen und im Dörrautomaten bei 42 °C ca. 8 Stunden dörren. Alternativ im Backofen zubereiten. Man kann mehrere kleine Pizzen formen und auf die Einschübe verteilen.

Tipp

Rohkost-Pizza schmeckt köstlich mit Pesto bestrichen, mit aufgeschnittenen Tomaten, Zucchini und Paprika belegt und mit Rucola verfeinert.

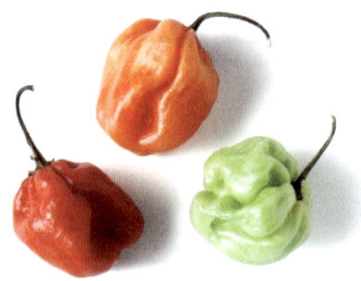

Leinsamenkräcker

Leinsamenkräcker sind ein prima Snack für unterwegs und schmecken besonders lecker mit Frischkäse. Ich verwende dafür immer Karotten- oder Rote-Bete-Pulpe, die beim Entsaften übrig bleibt.

Zutaten für ca. 3 Bleche

» 1 Zwiebel
» 1 Bund Petersilie
» 1 TL Salz
» 1 Tasse Wasser
» 4 Tassen Pulpe
» 1 Tasse gemahlene goldene Leinsamen
» 1 TL gemahlener Kreuzkümmel
» 1 TL gemahlener Anis

Zubereitung

Zwiebel vierteln und mit Petersilie, Gewürzen, Salz und Wasser pürieren. In eine Schüssel geben. Karotten- oder Rote-Bete-Pulpe untermengen. Wenn die Masse zu trocken ist, noch etwas Wasser dazugießen. Mit Leinsamen mischen und zu einem glatten Teig verarbeiten. Diesen dünn auf die Silikoneinlage des Dörrautomaten oder auf Backpapier aufstreichen und mit dem Messer kleine Quadrate ziehen. Bei 42 °C ca. 7 Stunden im Automaten oder Backofen dörren, bis die Kräcker knusprig sind. Abkühlen lassen und in eine luftdicht verschließbare Dose füllen. Wenn man die Kräcker nach 3 Stunden wendet, brauchen sie weniger Zeit zum Trocknen.

Tipp

Die Kräcker sind mehrere Monate haltbar. Statt Karotten- oder Rote-Bete-Pulpe kann man auch frische Gemüse fein raspeln, wie Zucchini, Kürbis, Fenchel, Kohlrabi, Paprika oder Sauerkraut, und das Wasser entsprechend reduzieren.

Milchgetränke

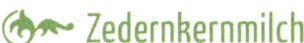 Haselnussmilch

Haselnussmilch lässt sich einfach zubereiten und schmeckt leicht gesüßt besonders lecker.

Zutaten

- » 1 Tasse Haselnüsse
- » Wasser je nach Bedarf
- » 1 Prise Steinsalz (nach Belieben)
- » 2 EL roher Agavennektar (nach Belieben)

Zubereitung

Haselnüsse waschen und über Nacht in Wasser einweichen. Am kommenden Tag wird das Ganze zusammen mit dem Einweichwasser im Mixer zerkleinert. Je nach Wassermenge ist die Konsistenz flüssig oder cremig. Wenn gewünscht, mit etwas Salz und Agavennektar verfeinern.

Für kleine Kinder die Haselnussmilch durch ein Mulltuch sieben.

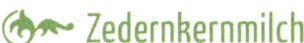 Zedernkernmilch

Diese Milch ist etwas ganz Besonderes. Mit echter Vanille und 1 Messerspitze Zimt verfeinert, ersetzt sie jedes Dessert.

Zutaten

- » 1/2 Tasse Zedernkerne
- » 1 1/2 Tassen Wasser
- » einige Spritzer Agavennektar (nach Belieben)

Zubereitung

Zedernkerne 4 Stunden einweichen, danach mit Wasser mixen. Nach Geschmack mit einigen Spritzern Agavennektar süßen.

Walnussmilch mit Zimt

Ein Hauch Zimt verleiht dieser Nussmilch ein wohliges Aroma.

Zutaten

» 1 Tasse Walnüsse
» Wasser je nach Bedarf
» 1 Prise Steinsalz
» einige Spritzer Agavennektar
» 1 TL Zimt

Zubereitung

Die gewaschenen Walnüsse über Nacht in Wasser einweichen. Am kommenden Tag mit dem Einweichwasser im Mixer pürieren. Je nach Wassermenge variiert die Konsistenz. Wenn gewünscht, mit Salz, rohem Agavennektar und Zimt verfeinern, oder stattdessen einfach 1 getrocknete Aprikose oder 2 Datteln mit pürieren.

Tipp

Statt reinem Zimt eignet sich auch eine Mischung arabischer Gewürze aus Zimt, Muskat und Kardamom. Warm und kalt ein Genuss!

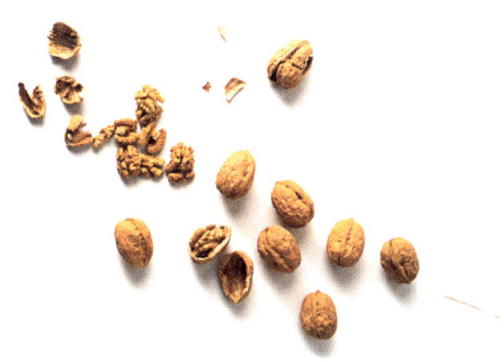

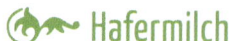 Hafermilch

Für mich ist die Hafermilch wie eine Mahlzeit. Ich trinke sie mit sehr langsamen Schlucken und bin dadurch länger satt.

Zutaten für 1 Tasse

» 1/2 Tasse Haferkörner
» Wasser ja nach Bedarf
» 1 Prise Steinsalz (nach Belieben)
» 2 Datteln (nach Belieben)

Zubereitung

Haferkörner für 2–3 Stunden einweichen, danach das Wasser abgießen, auf ein feuchtes Tuch legen und mit den Enden des Tuches zudecken. Über Nacht den Hafer keimen lassen.

Anschließend mit den anderen Zutaten pürieren, bis die Milch glatt und sämig ist.

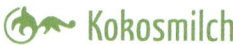 Kokosmilch

Diese köstliche, gesunde Milch mit dem feinen Aroma frischer Kokosnüsse ist im Handumdrehen zubereitet.

Zutaten

» 1 Tasse Wasser
» 5 EL rohes Kokosmus

Zubereitung

Die Zutaten mixen, in Gläser füllen – und genießen!

Tipp

Etwas Karobpulver, Vanille, Zimt, eine Prise gemahlenen Kardamom und ein kleines Stückchen Ingwer dazugeben. Das ergibt einen wunderbaren Kakao mit einem Hauch indischer Gewürze.

⊙⊶ Hanfmilch

In den Mixer geben und pürieren. Ein leckeres, gesundes Getränk, besonders für Sportler!

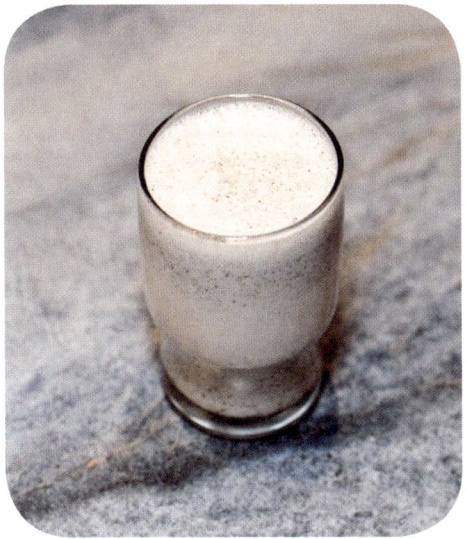

Zutaten

» 1 Tasse geschälte Hanfsamen
» 1 1/2 Tassen Wasser

Zubereitung

Hanfsamen müssen nicht vorher eingeweicht werden, daher gelingt dieses Rezept auf die Schnelle: Hanfsamen und Wasser zu einer glatten Milch mixen – fertig!

Gesundheitstipp

Hanfsamen dienten in der traditionellen chinesischen Medizin schon vor Jahrtausenden als Heilmittel insbesondere für die Blutgefäße und den Blutfluss. Hanfsamen sind ein wichtiger Proteinlieferant, denn sie enthalten alle 8 essenziellen Aminosäuren. Darüber hinaus weisen sie in ihrer Nährstoffbilanz wichtige ungesättigte Fettsäuren und u. a. auch die seltene Gamma-Linolensäure auf, die für gesunde Haut und Nägel sorgt und unterstützend bei Neurodermitis und Arthritis eingesetzt wird.

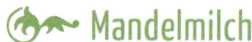 Mandelmilch

In Südeuropa hat die Milch aus Mandeln eine lange Tradition. Sie ist sanft im Geschmack und damit vielseitig verwendbar, ob pur, in Suppen, Saucen oder zu Salaten.

Zutaten

» Mandeln
» Wasser je nach Bedarf
» eine Prise Steinsalz (nach Belieben)
» einige Spritzer roher Agavennektar (nach Belieben)

Zubereitung

Mandeln waschen und über Nacht in Wasser einweichen. Am kommenden Tag zusammen mit dem Einweichwasser im Mixer zerkleinern. Für *Mandelmus* wenig Wasser zugeben, sodass die Masse streichfest ist. Für *Mandelsahne* etwas mehr Wasser hinzufügen, und für *Mandelmilch* die Wassermenge nochmal erhöhen. Je nach Geschmack mit Salz und Agavennektar verfeinern.

Für kleine Kinder die Milch durch ein Mulltuch sieben.

Gesundheitstipp

Mandeln wirken basisch und enthalten neben 20 Prozent Eiweiß viele ungesättigte Fettsäuren. Sie sind reich an Provitamin A, Vitamin B und C sowie Enzymen, Magnesium, Calcium, Kalium und Eisen

Süße Speisen

🐿️🦎 Pralinen

Meine Gäste lieben diese Pralinen! Ich variiere sie je nach Lust und Laune mit geraspelten Orangenschalen und anderen Gewürzen, wie Vanille, Zimt, Kardamom oder Kakao.

Zutaten für ca. 15 Kugeln

» 1 Tasse getrocknete Datteln, Feigen oder Rosinen
» 1 Tasse rohe Mandeln
» Gewürze nach Belieben
» Kokosraspel oder Carobpulver zum Wälzen

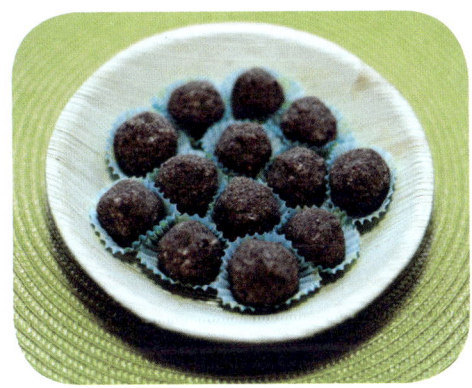

Zubereitung

Trockenfrüchte und Mandeln in einen leistungsstarken Entsafter oder die Küchenmaschine geben und so lange mixen, bis sich größere Teigstückchen bilden. Gewürze hinzufügen, z.B. geraspelte Orangenschalen, Vanille, Zimt, Kardamom, Nelken oder Carob. Anschließend zu Kugeln formen. Zum Schluss in Kokosraspeln oder Carobpulver wälzen. Kalt stellen. Die Pralinen sind bis 3 Monate haltbar, wenn sie nicht vorher weggenascht werden.

Tipp

Diesen Teig kannst du auch hervorragend als Tortenboden verwenden. Man kann ihn auf einen Teller als Boden drücken und darauf aufgeschnittene Früchte anrichten.

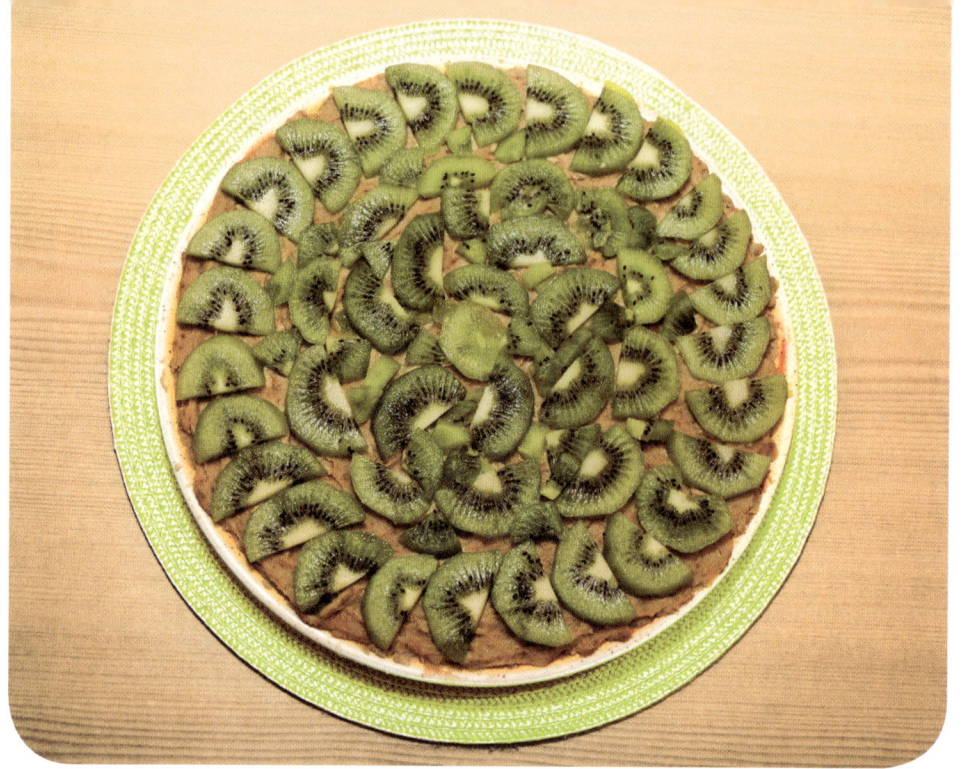

🐨 Kiwi-Torte

Diese Torte lässt sich ganz wunderbar variieren. Probiere anstelle der Kiwis frische Ananas, Bananen, Kakifrüchte oder Mango – ein Gedicht!

Zutaten

Für den Boden

» 4 reife Kiwis, geschält
» 1/2 Tasse grüne Rohkost-Rosinen, über Nacht eingeweicht
» ca. 6 EL Kokosmehl in Rohkostqualität
» abgeriebene Schale von 1 Bio-Zitrone

Für die Creme

» 4 EL Kokosmus in Rohkostqualität
» 1/2 Tasse grüne Rohkost-Rosinen
» 4 Kiwis, geschält
» 1–2 TL abgeriebene Schale von 1 Bio-Zitrone

Zubereitung

Für den Boden Kiwis mit eingeweichten Rosinen und ein wenig Einweichwasser glatt pürieren. Mit Kokosmehl und Zitronenschale vermengen. Das Mehl nach und nach dazugeben, bis ein elastischer, nicht zu trockener Teig entsteht. Auf einen großen Teller geben und zu einem Tortenboden andrücken.

Für die Creme das Kokosmus im Wasserbad schmelzen. Rosinen und eine Kiwi zusammenmixen, geriebene Zitronenschale und Kokosmus untermischen, gut verrühren und diese Masse auf den Torten verteilen. Die übrigen Kiwis in Scheiben schneiden und die Torte damit belegen. 1 Stunde im Kühlschrank ziehen lassen. Fertig!

Gesundheitstipp

Für die grünen Rosinen in Rohkostqualität werden Trauben ohne weitere Zusatzstoffe sanft bei maximal 42 °C getrocknet. Sie sind reich an Antioxidantien und Eisen und enthalten B-Vitamine sowie Vitamin E. Mit ihrem hohen Fruchtzuckergehalt schenken sie schnell Energie und sind ideal als Knabberei auf Wanderungen und beim Sport.

Du erhältst sie in ausgesuchten Bio-Läden und im Internethandel.

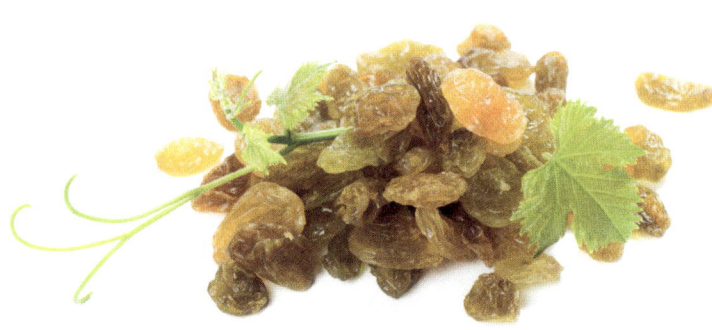

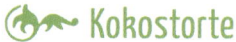 # Kokostorte

Wer das Aroma sonnenverwöhnter Kokosnüsse mag,
wird diese Torte lieben!

Zutaten

Für den Boden

» 3 sehr reife Bananen
» ca. 6 EL Kokosmehl
» abgeriebene Schale von 1 Bio-Orange

Für die Glasur

» 8 EL Kokosmus

Für die Creme

» 1/2 Tasse grüne Rohkost-Rosinen,
   4 Stunden eingeweicht
» 1 Banane
» abgeriebene Schale von 1 Bio-Orange

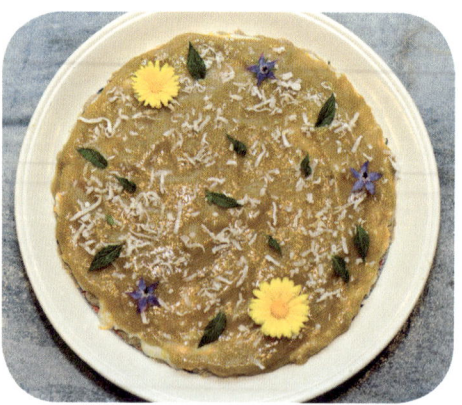

Zubereitung

Für den Boden Bananen glatt pürieren und mit Kokosmehl und Orangenschale vermengen. Das Mehl nach und nach dazugeben, bis ein elastischer, nicht zu trockener Teig entsteht. Auf einen großen Teller geben und zu einem Tortenboden andrücken.

Für die Glasur das Kokosmus im Wasserbad schmelzen und auf dem Teigboden verteilen. In den Kühlschrank stellen.

Für die Creme Rosinen mit etwas Einweichwasser und einer Banane pürieren. Orangenschale untermengen und die Masse auf der Torte verteilen. 1 Stunde im Kühlschrank ziehen lassen.

Statt Kiwi kann man auch Bananen oder Kaki verwenden.

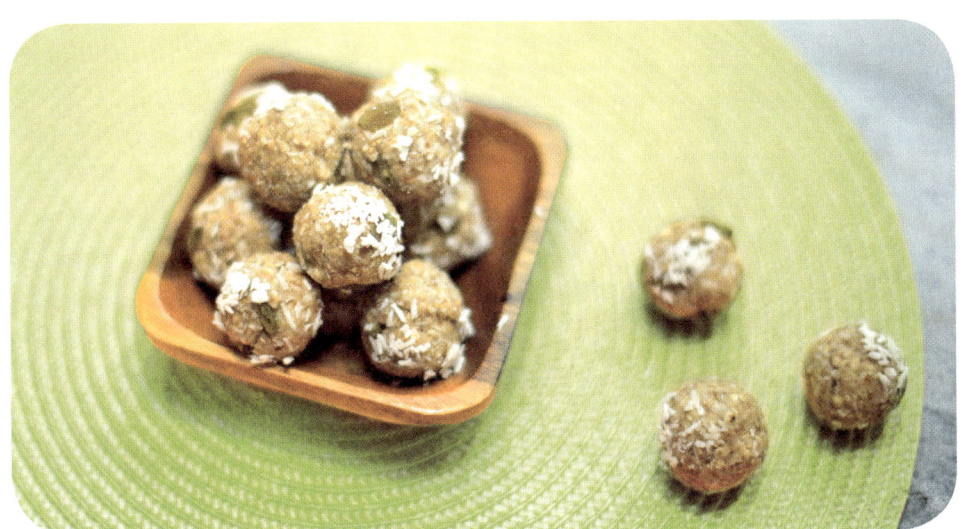

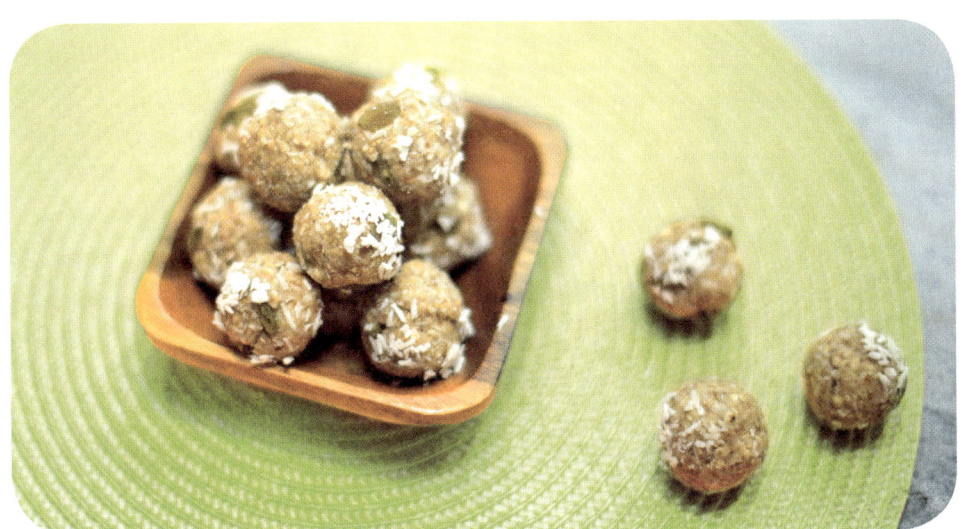 Haferkugeln

Dieses einfache Rezept zeigt einmal mehr, wie lecker eine Süßigkeit aus nur zwei Zutaten schmecken kann.

Zutaten

» 1 Tasse grüne Rohkost-Rosinen
» ca. 10 EL feine Haferflocken

Zubereitung

Rosinen ca. 4 Stunden in Wasser einweichen. Anschließend mit dem Einweichwasser glatt pürieren. In eine Schüssel geben und esslöffelweise die Haferflocken untermengen, bis eine klebrige Masse entsteht. Daraus 1 große oder mehrere kleine Kugeln rollen und vor dem Genuss kalt stellen.

Tipp

Je nach Geschmack vor dem Kaltstellen in Kokosraspeln, zerstoßenen Pistazien oder Pekannuss-Splittern wälzen.

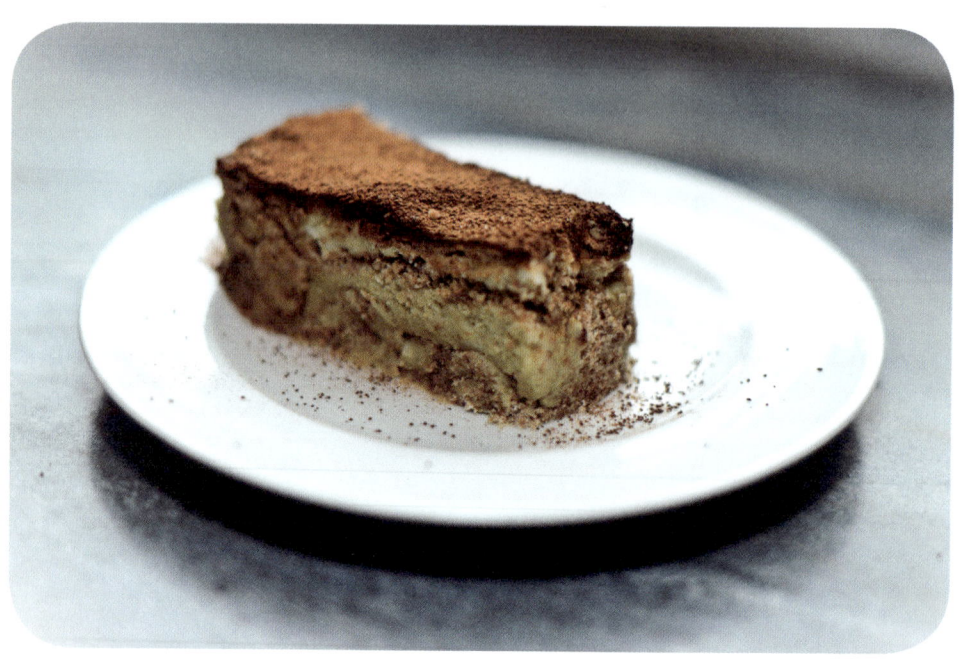

🐨 Tiramisu

Dieses Tiramisu wird dank der sahnig schmeckenden Cherimoyas
zu einer wahren Delikatesse.

Zutaten für 4 Personen

Für den Boden

» 1 Tasse grüne Rohkost-Rosinen,
  in Wasser eingeweicht
» ca. 6 EL Kokosmehl
» 2 TL gemahlene rohe Kakaobohnen
  oder Carobpulver

Für die Creme

» 2 große Cherimoyas
» 1/2 Tasse grüne Rohkost-Rosinen,
  vorher eingeweicht
» 4 EL Kokosmus
» Mark von 1/2 Vanilleschote
» gemahlene rohe Kakaobohnen oder
  Carobpulver zum Garnieren

Zubereitung

Für den Boden Rosinen mit Einweichwasser im Mixer pürieren. In eine Schüssel geben und mit Kokosmehl und rohen Kakaobohnen vermengen, sodass ein glatter Teig entsteht. Dabei das Mehl nach und nach dazugeben, bis eine nicht zu trockene, elastische Masse entsteht. Die Hälfte des Teigs auf einem kleinen Kuchenblech oder einer Backform gleichmäßig verteilen.

Für den Belag Cherimoyas von Kernen befreien. Das Fruchtfleisch mit Rosinen (ohne Einweichwasser), Kokosmus und Vanille in den Mixer geben und gut pürieren.

Eine Hälfte der Creme auf dem Teig verstreichen. Dann den Rest des Teigs vorsichtig mit den Finger zerkrümeln und gleichmäßig über die Creme streuen. Die restliche Creme darüberstreichen. Zum Schluss mit frisch gemahlenen rohen Kakaobohnen oder etwas Carobpulver bestreuen. 2–4 Stunden oder über Nacht im Kühlschrank ziehen lassen.

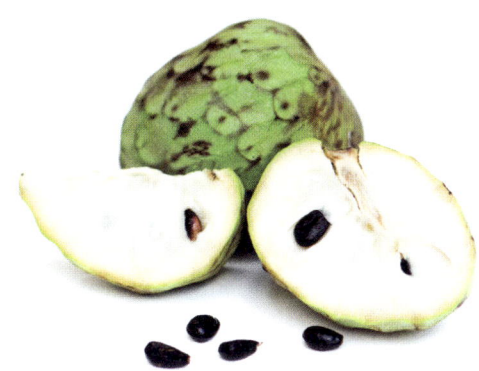

Tipp

Cherimoyas sind reich an Calcium und Phosphor. Sie sind säurearm und sollten daher rasch nach dem Aufschneiden verwendet werden, da das Fruchtfleisch ansonsten dunkel wird. Reife Früchte erkennt man an der nachdunkelnden Schale; sie geben auf Fingerdruck leicht nach.

🐎 Schokoladen-Torte

Manchmal muss es einfach Schokolade sein! Diese schnelle Torte schmeckt jedem – ob Rohköstler oder nicht.

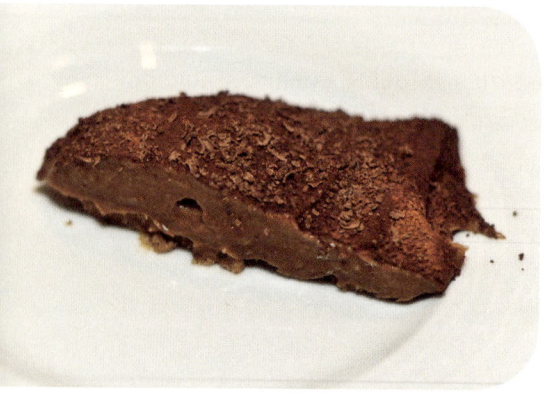

Zutaten

» 1 große Bio-Orange
» 1 Mango, geschält
» 1 Tasse entsteinte getrocknete Datteln, 4 Stunden eingeweicht
» 3 EL Carobpulver, plus etwas zum Garnieren
» Ca. 6 EL Kastanienmehl
» 4 EL Kokosmus in Rohkostqualität
» 1 TL Vanillepulver

Zubereitung

Die Schale einer großen Orange abreiben. Mango und Datteln mit Einweichwasser und Carobpulver fein mixen. Die Hälfte in eine Schüssel geben und esslöffelweise mit Kastanienmehl vermengen, bis eine elastische, nicht zu trockene Masse entsteht. Auf einen Teller geben und zu einem Tortenboden andrücken.

Das Kokosmus im Wasserbad schmelzen. Zu der restlichen Masse geben, Vanillepulver hinzufügen und noch mal mixen. Die Mischung auf dem vorbereiteten Tortenboden verteilen. Etwas Carobpulver darüberstreuen und eine Stunde im Kühlschrank ziehen lassen.

Tipp

Kastanienmehl besteht aus getrockneten Maroni (Esskastanien), ist glutenfrei und wegen seiner natürlichen Süße ideal für Desserts und Torten. Es steckt voller Mineralien, Spurenelemente und Vitamine.

Pistazien-Kugeln

Zimt, Ingwer und Muskat verleihen diesem Konfekt ein fein-herbes Aroma und einen köstlichen Duft.

Zutaten für 15 Kugeln

» 2 Tassen Pistazien in Rohkostqualität
» 2 Tassen getrocknete Aprikosen,
  4 Stunden in Wasser eingeweicht
» 1 Tasse Kokosraspeln
» 1 EL Zimt
» 1 TL Ingwerpulver
» 1 TL Muskat

Zubereitung

Pistazien in der Küchenmaschine oder Kaffeemühle mahlen. Aprikosen mit wenig Einweichwasser cremig pürieren. In eine Schüssel geben und mit gemahlenen Pistazien, Kokosraspeln und Gewürzen zu einem Teig verarbeiten. Daraus kleine Kugeln formen und vor dem Verzehr 1 Stunde in den Kühlschrank stellen.

Tipp

Du kannst das Aroma dieses Konfekts durch verschiedene Gewürze raffiniert variieren, zum Beispiel mit Kardamom, Koriander, Orangenpfeffer oder einem Hauch Chili.

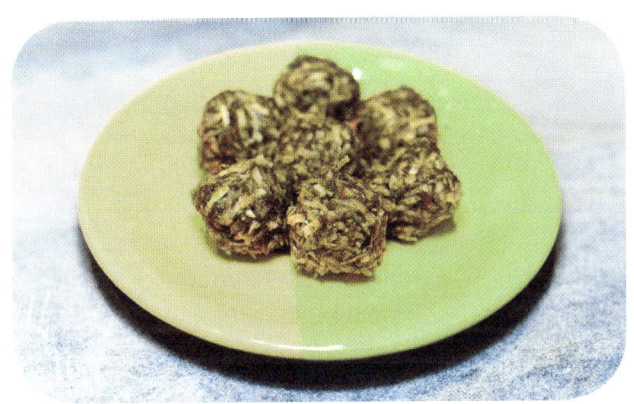

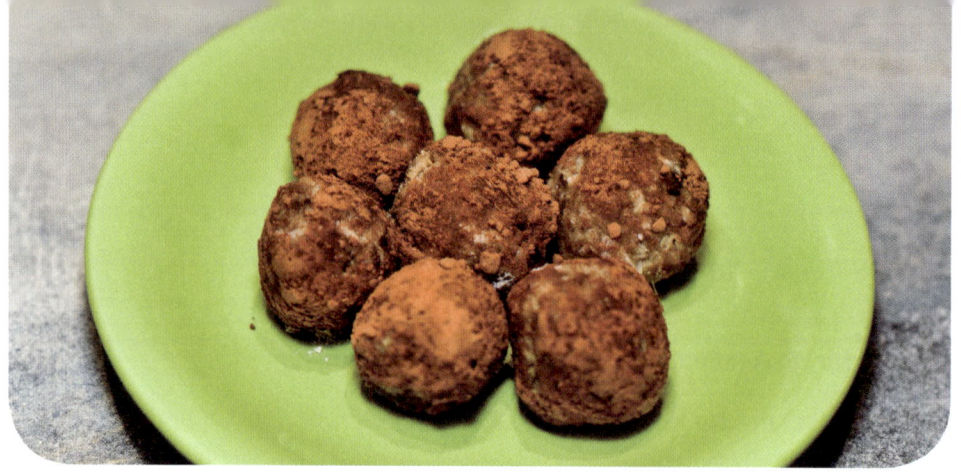

🐪 Kokos-Dattel-Konfekt

Dies ist mein Lieblingskonfekt. Das Rezept ist ganz einfach, aber sehr lecker.

Zutaten für ca. 10 Kugeln

» 1 Tasse getrocknete Datteln in Rohkostqualität
» 1 Tasse Kokosflocken in Rohkostqualität, plus etwas zum Garnieren

Zubereitung

Datteln ca. 4 Stunden in Wasser einweichen. Abtropfen lassen und zusammen mit Kokosflocken in einer Küchenmaschine zu einer glatten Masse verarbeiten. Aus dem Teig Pralinen formen und in Kokosflocken wälzen. In eine Dose geben und im Kühlschrank aufbewahren.

Gesundheitstipp

Datteln haben einen hohen Zucker- und Kaloriengehalt und werden auch »das Brot der Wüste« genannt. Neben Ballaststoffen sind sie reich an B-Vitaminen und Mineralstoffen wie Kalium, Kalzium und Magnesium. Daneben enthalten Datteln auch die Aminosäure Tryptophan, die im Gehirn zu Melatonin umgewandelt wird. Melatonin bindet sich an die Nervenzellen, beruhigt und sorgt u.a. für einen guten, erholsamen Schlaf.

Aprikosen-Erdmandel-Pralinen

Nussige Erdmandeln und fruchtige Aprikosen machen diese Pralinen zu einer ganz besonderen Nascherei.

Zutaten für ca. 15 Pralinen

» 150 g getrocknete Aprikosen
» 150 ml Wasser oder Kokoswasser
» 150 g gemahlene Erdmandeln
» 1 TL Vanillepulver
» etwas Carobpulver

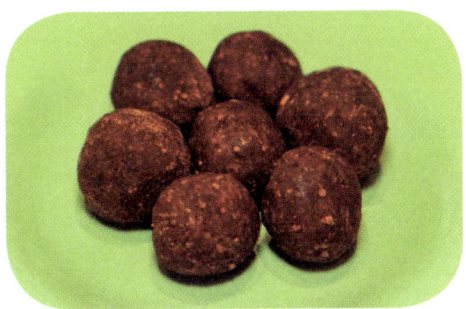

Zubereitung

Aprikosen 4 Stunden in Wasser einweichen und anschließend pürieren, danach gemahlene Erdmandeln und Vanille dazugeben und gut unterrühren. Aus der Masse Kugeln formen und in Carobpulver wälzen. Im Kühlschrank aufbewahrt, halten sie bis zu 2 Monate lang.

Gesundheitstipp

Erdmandeln enthalten 26 Prozent Ballaststoffe, davon 14 Prozent nicht lösliche und 12 Prozent lösliche. Ballaststoffe regen die Verdauung an und helfen, die Schlacken im Darm zu binden und auszuscheiden. Sie erhöhen das Volumen des Nahrungsbreis und wirkten daher Verstopfung entgegen.

Erdmandel-Mehl ist eine geniale Alternative zu Weizenmehl, denn es ist glutenfrei. Durch seinen natürlichen Zuckeranteil macht es Nachspeisen schmackhaft und gibt ihnen einen süßen Geschmack – und das ganz ohne zusätzlichen Zucker.

Kokos-Bananen-Eis

Dieses Eis schmeckt auch Nicht-Rohköstlern. Es ist wunderbar süß und wird doch ganz ohne Zucker zubereitet.

Zutaten für 4 Personen

» 120 ml reines Kokoswasser
  aus der frischen Kokosnuss oder
  aus der Dose, gekühlt
» 4 kleine süße Bananen,
  geschält und tiefgefroren
» 1 TL Macapulver
» 2 EL Kokosmus in Rohkostqualität
» Mark von 1 Vanilleschote
» 1 Prise gemahlener Kardamon

Zubereitung

Alle Zutaten in einem leistungsstarken Mixer pürieren und in 4 Schälchen füllen. Gleich verzehren.

Gesundheitstipp

Die Kokosnuss ist ein wahres Multitalent. Kokoswasser ist ein hervorragendes Elektrolytgetränk und urgesund, da es in der Zusammensetzung unserem Blutplasma ähnelt. Kokosöl wirkt gegen Pilze im Körper und kann innerlich als Heilmittel (täglich 1 EL Kokosöl) und auch äußerlich als Salbe verwendet werden.

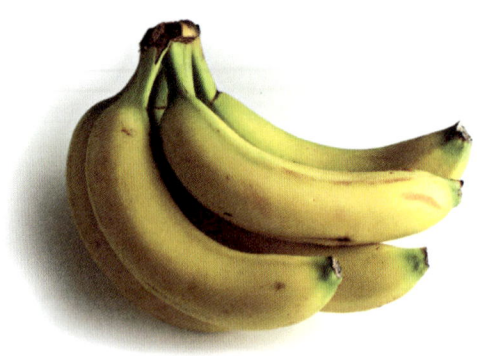

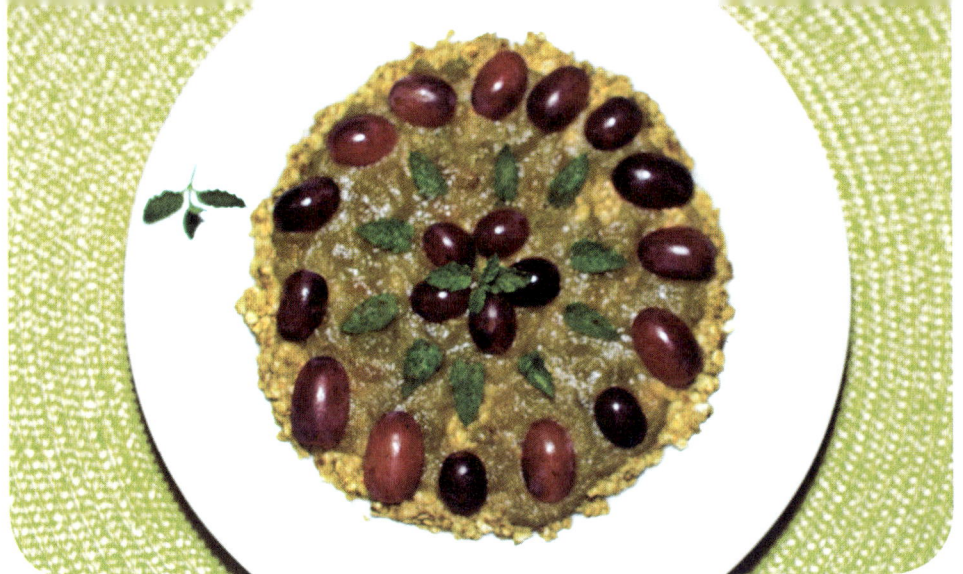

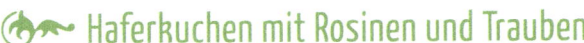 Haferkuchen mit Rosinen und Trauben

Dieser glutenarme Kuchen schenkt Energie und sättigt, ohne den Körper
zu belasten.

Zutaten

» 2 Tasse grüne Rohkost-Rosinen
» 1 Tasse feine Haferflocken
» abgeriebene Schale von 1 Bio-Orange
» 250 g Trauben

Zubereitung

Rosinen in Wasser für mehrere Stunden oder über Nacht einweichen. Die Hälfte davon zusammen mit dem Einweichwasser glatt pürieren. In die Schüssel geben, Orangenschale untermischen und mit Haferflocken vermengen, bis eine klebrige Masse entsteht. Auf einen Kuchenteller streichen und gut andrücken. Die andere Hälfte der Rosinen pürieren und auf dem Tortenboden verteilen. Die Trauben halbieren, entkernen und den Kuchen damit garnieren.

Tipp

Du kannst den Kuchen auch mit frischen Minzeblättern oder
essbaren Blüten dekorieren.

WARME GERICHTE

Suppen

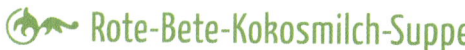 Rote-Bete-Kokosmilch-Suppe

Diese Suppe hat eine schöne rosa Farbe und schmeckt leicht süßlich. Beides unterstützt unser Herzchakra und die Schwingung der Liebe.

Zutaten für 4 Personen

» 2 Rote Bete mit Stielen und Blättern
» 4 Kartoffeln
» 1/2 TL gemahlener Koriander
» 2 große Blätter Zitronengras oder 1 TL Zitronengraspulver
» 1 Scheibchen Ingwerwurzel
» etwas Steinsalz
» 1 Dose Kokosmilch à 200 ml
» einige Blättchen Koriandergrün zum Garnieren

Zubereitung

Rote Bete schälen und klein schneiden. Blätter und Stiele waschen und ebenfalls klein schneiden. Kartoffeln mit einer Bürste gründlich putzen und unschöne und grüne Stellen herausschneiden, ansonsten mit der Schale würfeln. In einen Topf geben und mit Wasser bedecken. Koriander, Zitronengras, Ingwer und etwas Salz dazugeben und ca. 20 Minuten gar kochen. Mit dem Pürierstab glatt pürieren. Die Kokosmilch hineingießen, noch einmal aufkochen und vom Herd nehmen. In Teller füllen und mit ein wenig Koriandergrün bestreuen.

Tipp

Ich empfehle Kokosmilch in Bio-Qualität, um Zusatzstoffe und Verdickungsmittel zu vermeiden.

Pastinaken-Karotten-Suppe

Pastinaken und Karotten ergeben ein mildes, nahrhaftes Gericht,
das auch kleinen Kindern gut schmeckt.

Zutaten für 4 Personen

» 400 g Pastinaken
» 250 g Karotten
» 100 g Kartoffeln
» 1/2 TL gemahlener Koriander
» 1/2 TL Kurkuma
» Steinsalz
» frisch gemahlener schwarzer Pfeffer
» etwas frische Petersilie
  zum Garnieren

Zubereitung

1 Liter Wasser in einem Topf zum Kochen bringen. In der Zwischenzeit das Gemüse gründlich putzen, in grobe Würfel schneiden und ins kochende Wasser geben. Mit Gewürzen und etwas Salz würzen und 10 Minuten bei mittlerer Temperatur weich kochen. Die noch heiße Suppe pürieren, auf Teller geben und mit Pfeffer aus der Mühle und gehackter Petersilie bestreuen.

Gesundheitstipp

Pastinaken sind sehr stärkereich und sättigen rasch, aber nachhaltig. Achte darauf, die Suppe zu kauen, um die Verdauung im Mund anzuregen.

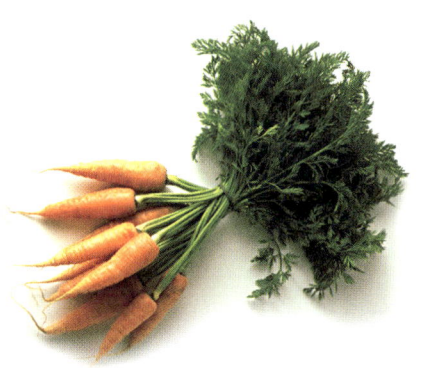

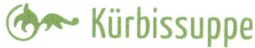 # Kürbissuppe

Der Hokkaido verleiht dieser Suppe nicht nur eine schöne Farbe, sondern auch Cremigkeit und ein leicht nussiges Aroma.

Zutaten für 4 Personen

- » 1 Hokkaido-Kürbis
- » 3 Kartoffeln
- » 2 Karotten
- » 1/2 Stange Lauch
- » 3 Selleriestängel
- » 1 kleine Peperoni
- » 1 kleine Scheibe Ingwer
- » frisch gemahlener schwarzer Pfeffer
- » etwas Steinsalz
- » 1 Handvoll Kräuter aus dem Garten, gehackt

Zubereitung

Den Kürbis waschen und den Strunk abschneiden. Halbieren oder vierteln. Die Kerne entfernen. Kartoffeln und Karotten gründlich putzen und in kleine Stücke schneiden. Lauch und Sellerie ebenfalls putzen und klein schneiden. Den Stiel der Peperoni entfernen und die Schote mitsamt den Kernen klein schneiden. Wer es nicht so scharf will, entfernt die Kerne. Ingwer sehr klein schneiden oder am Stück lassen und vor dem Mixen entfernen. Alle vorbereiteten Zutaten in einen Topf geben und gut mit Wasser bedecken. Mit Pfeffer und Salz würzen. Zum Kochen bringen, dann bei niedriger Temperatur ca. 10 Minuten köcheln lassen, bis der Kürbis und die Kartoffeln weich sind.

Die Suppe im Mixer oder mit dem Stab pürieren. In die Teller geben und mit frischen Kräutern bestreut servieren.

Tipp

Hokkaido kann wie Kartoffeln mit der Schale verzehrt werden. Das schenkt den Gerichten mehr Geschmack und wertvolle Inhaltsstoffe.

⟨🐋 Buchweizen-Gemüse-Suppe

Der gesunde Buchweizen macht diese Suppe zu einer gehaltvollen und sättigenden Mahlzeit mit einem Hauch köstlicher Schärfe.

Zutaten für 2 Personen

- » 1/2 Tasse Buchweizen
- » etwas Steinsalz
- » 1 Zwiebel
- » 1 Karotte
- » 1 Stange Staudensellerie
- » 1 Scheibe Ingwerwurzel
- » 2 Zucchini
- » 1/2 TL Kurkuma
- » einige Stängel Petersilie

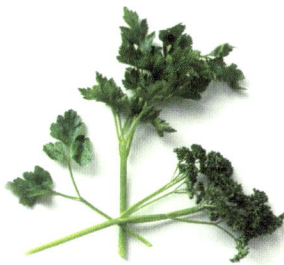

Zubereitung

Buchweizen in Wasser geben, salzen und zum Kochen bringen. Die Temperatur herunterschalten. Währenddessen die Zwiebel schälen, klein schneiden und dazugeben. Die Karotte waschen, in kleine Würfel schneiden und in die Suppe geben. Sellerie und Ingwer klein schneiden und hinzufügen. Zum Schluss die gewürfelten Zucchini unterrühren. Noch einige Minuten köcheln lassen, bis der Buchweizen gar ist. Mit Kurkuma abschmecken. Petersilie fein hacken und die fertige Suppe damit verfeinern.

Tipp

Anstelle von Petersilie kann man auch etwas fein gehacktes Koriandergrün in die Suppe geben.

Russische Borschtsch-Suppe

Diese typisch russische Suppe ist heute noch ein Bestandteil unseres Lebens. Auch wenn ich selbst nichts Gekochtes mehr esse, bereite ich Borschtsch gern für meine Familie und meine Gäste zu.

Zutaten für 6–8 Personen

» 2 Rote Bete
» 2 Karotten
» 1 Zwiebel
» 1 Paprika
» 700 g Weißkohl
» 3–4 Lorbeerblätter
» 1 TL Bohnenkraut
» etwas Steinsalz
» frisch gemahlener schwarzer Pfeffer
» 3 EL Tomatenmark
» 1/2 Bund Dill, gehackt
» 1/2 Bund Petersilie, gehackt

Zubereitung

2 1/2 Liter Wasser zum Kochen bringen. In der Zwischenzeit Rote Bete und Karotten putzen, schälen und klein raspeln. Zwiebel schälen, Paprika entkernen und beides klein schneiden. Weißkohl raspeln. Die vorbereiteten Zutaten zusammen mit Bohnenkraut und Lorbeerblättern in das kochende Wasser geben, kurz aufkochen lassen und die Temperatur reduzieren. Ca. 10 Minuten köcheln lassen. Mit Salz und Pfeffer abschmecken. Wenn das Gemüse gar ist, Tomatenmark, Dill und Petersilie dazugeben. Den Herd ausstellen und die Suppe 10 Minuten ziehen lassen. Lorbeerblätter entfernen.

Tipp

Borschtsch-Suppe kann bis zu 2 Tagen im Kühlschrank aufbewahrt werden, weswegen sie bei uns zu Hause gleich in größeren Mengen gekocht wird. Am nächsten Tag schmeckt die Suppe noch besser.

Maiscremesuppe mit Kokosmilch

Mild-süßer Mais und Kokosmilch ergeben eine sanfte Mahlzeit, die köstlich duftet und den Magen beruhigt.

Zutaten für 4–6 Personen

» 4 frische Maiskolben
» 2 Zwiebeln
» 2 Stangen Staudensellerie
» Steinsalz und frisch gemahlener schwarzer Pfeffer nach Geschmack
» 1 Prise Kreuzkümmel
» 1 Prise Kurkuma
» 1 Dose Kokosmilch
» 1/2 Bund Koriander

Zubereitung

Maiskörner mit dem Messer der Länge nach vom Kolben schneiden und in den Topf geben. Mit Wasser bedecken und zum Kochen bringen. Zwiebeln schälen, klein hacken und zu dem Mais geben. Sellerie in Scheiben schneiden und ebenfalls dazugeben. Salzen und würzen und ca. 20 Minuten köcheln lassen. Anschließend fein pürieren, die Kokosmilch dazugeben und kurz aufkochen lassen. Den Koriander klein hacken, in die Suppe geben und mit etwas Salz und Gewürzen abschmecken.

Tipp

Wer es würziger mag, kann anstelle des Wassers Gemüsebrühe verwenden. Sie lässt sich aus Suppengrün, Tomate, Zwiebel, Knoblauch und frischen Kräutern oder Fenchelgrün ganz einfach selbst herstellen. Die Zutaten gründlich putzen, in Stücke schneiden, in 1 1/2 Liter kochendes, leicht gesalzenes Wasser geben und eine Stunde köcheln lassen. Durch ein Sieb gießen, nach Bedarf noch etwas salzen und als Fond weiterverwenden.

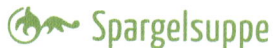 Spargelsuppe

Frischer grüner Spargel macht diese würzige Suppe zu einer Delikatesse.

Zutaten für 4 Personen

- » 2 Bund grüner Spargel
- » 2 Zwiebeln
- » 4 Kartoffeln
- » 1/2 TL Kurkuma
- » etwas Steinsalz
- » frisch gemahlener schwarzer Pfeffer
- » 1 Staudensellerie
- » einige Stängel Liebstöckelkraut

Zubereitung

In einem Topf ca. 800 ml Wasser zum Kochen bringen. Spargel schälen. Wenn die Schale zart ist, nur die holzigen Enden entfernen und den Spargel putzen.

Zwiebeln schälen und fein schneiden. Kartoffeln gründlich waschen, mit der Schale in Würfel schneiden und mit den Zwiebeln in den Topf geben. Kurkuma, Salz und Pfeffer nach Geschmack hinzufügen. Die Temperatur herunterschalten.

Staudensellerie mit Grün in Würfel schneiden und in den Topf geben. Zum Schluss den Spargel in Stücke schneiden und dazugeben. Einige Minuten köcheln lassen, bis der Spargel weich wird. Liebstöckel fein hacken und in die Suppe geben. Nach Wunsch pürieren.

Gesundheitstipp

Liebstöckel, auch Maggikraut genannt, hat einen unverkennbaren Geschmack. Er würzt nicht nur ganz hervorragend, sondern dient bereits seit der Antike als wertvolles Heilkraut. Verwendet werden die Blätter, Samen und die Wurzel. Liebstöckeltee gilt als heilend bei Magen-Darm-Erkrankungen, wirkt entzündungshemmend und harntreibend und ist daher ein wunderbares Mittel bei Blasenentzündungen. Er hat eine durchblutungsfördernde und entkrampfende Wirkung, weshalb er bei Menstruationsbeschwerden hilfreich ist. Schwangere sollten auf Liebstöckel besser verzichten, auch wenn er zum Zeitpunkt der Entbindung unterstützend wirkt.

Süßkartoffel-Lauch-Suppe

Süßkartoffeln schmecken nicht nur roh, sondern auch gekocht und sind sehr bekömmlich.

Zutaten für 2–3 Personen

» 2 große Süßkartoffeln
» 2 Lorbeerblätter
» 1/2 TL gemahlener Koriander
» 1/2 TL gemahlener Kreuzkümmel
» 1 Staudensellerie
» etwas Steinsalz und frisch gemahlener schwarzer Pfeffer
» 2 Stangen Lauch
» 2 EL Zitronensaft
» 1 Handvoll Petersilie

Zubereitung

Wasser in einem Topf zum Kochen bringen. Inzwischen Süßkartoffeln mit der Bürste gründlich putzen und unschöne Stellen herausschneiden. Mit der Schale in kleine Würfel schneiden und mit den Gewürzen in den Topf geben. Staudensellerie klein schneiden und zu den Kartoffeln geben. 8–10 Minuten bei mittlerer Temperatur köcheln lassen. Den Lauch in feine Ringe schneiden und dazugeben. 1–2 Minuten mitgaren.

Die Suppe in Teller geben und mit Zitronensaft und fein gehackter Petersilie verfeinern.

Gesundheitstipp

Vor dem Genuss möglichst auf 42 °C abkühlen lassen, damit die heiße Suppe nicht die Schleimhäute der Speiseröhre und des Magens schädigt.

Warme Hauptgerichte

Buchweizen-Kascha

Die original russische Grütze oder Kascha wird aus geröstetem Buchweizen zubereitet, auf den ich in meiner Küche wegen des beim Rösten
entstehenden Acrylamids verzichte. Dieses Rezept schmeckt ebenso gut
und ist urgesund.

Zutaten für 2 Personen

» 1 Tasse Buchweizen
» 3 Tassen Wasser
» 1/2 TL Steinsalz

Zubereitung

Aufkochen und ca. 20 Minuten ziehen
lassen. Zur Kascha passen gedünstete
Zwiebeln (siehe rechts).

Tipp

Buchweizen ist eine wichtige traditionelle Zutat in der russischen Küche.
Er ist voller Nährstoffe (siehe auch Seite 88), glutenfrei und schmeckt
wunderbar nussig. Buchweizen wirkt übrigens auch gegen die gesund-
heitliche Belastung durch Strahlung. Nach der Tschernobyl-Katastrophe
haben die Menschen in den betroffenen Gebieten täglich Buchweizen
zu essen bekommen.

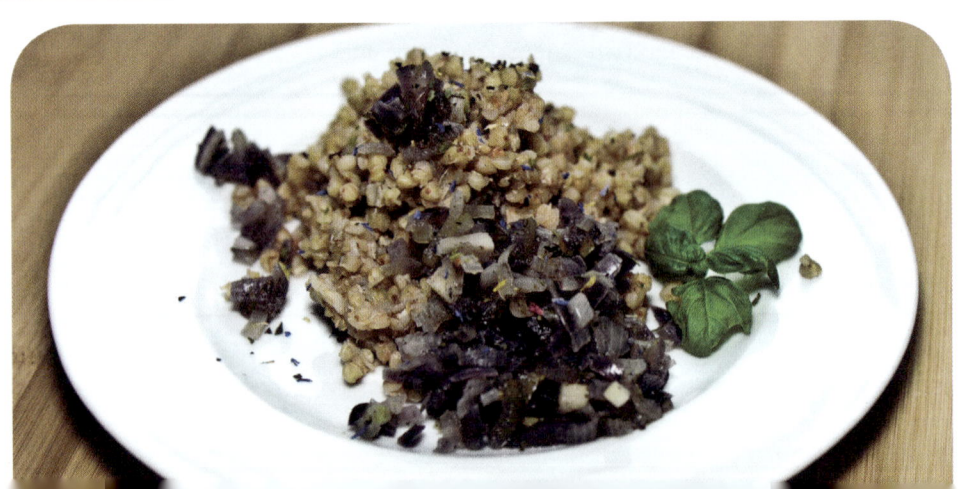

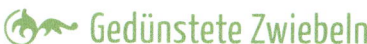 Gedünstete Zwiebeln

Meine Familie mag zur Kascha das folgende herzhafte Rezept besonders gern.

Zutaten für 4 Personen

- » 5 Zwiebeln
- » 1/2 TL Kurkuma
- » 1/2 TL gemahlener Bockshornkleesamen
- » etwas Steinsalz
- » etwas Petersilie zum Garnieren

Zubereitung

Zwiebeln schälen, klein schneiden und in einem Topf mit Gewürzen und etwas Salz in wenig Wasser glasig dünsten. Nach Bedarf teelöffelweise Wasser dazugeben. Darauf achten, dass die Zwiebeln nicht braun werden. Petersilie klein hacken und über die garen Zwiebeln streuen.

Tipp

Da beim Dünsten in Öl gesundheitsgefährdende Stoffe entstehen (siehe Seite 35), habe ich mir seit Langem angewöhnt, Zwiebeln und andere Gemüse in Wasser zu dünsten. Beginne mit wenig Wasser und gib kleine Mengen hinzu, sobald das Gemüse leicht ansetzt. Auf diese Weise gart man schonend und erhält den Eigengeschmack der Zutaten.

Russischer roter Wintersalat

Ein weiteres Rezept aus meiner Heimat – lass es dir schmecken!

Zutaten für 4 Personen

» 6 Pellkartoffeln
» 3 gekochte Rote Bete
» 3 Tassen Sauerkraut nach
   russischer Art (siehe Seite 137)
» frisch gemahlener schwarzer Pfeffer
» etwas Schnittlauch
» evtl. einige Spritzer Sonnenblumenöl

Zubereitung

Kartoffeln und Rote Bete in Würfel schneiden und in eine Schüssel geben. Das Sauerkraut untermischen, mit Pfeffer abschmecken und mit Schnittlauchröllchen bestreuen. Nach Wunsch etwas Sonnenblumenöl dazugeben.

Buchweizen-Quiche

Der nussige Geschmack von Kürbis und Buchweizen macht diese Quiche schnell zum Lieblingsessen.

Zutaten für 1 Quiche

Für den Boden

» 2 Tomaten
» 1 Zwiebel
» 1/2 TL getrockneter Oregano
» 1/2 TL Kurkumapulver
» 1 Tasse gekochter Buchweizen
» etwas Buchweizenmehl
» Steinsalz und frisch gemahlener
   schwarzer Pfeffer

Für den Belag

» 2 Zwiebeln
» 1 rote Paprika
» 1 kleiner Hokkaido-Kürbis
» etwas Steinsalz
» frisch gemahlener schwarzer Pfeffer
   aus der Mühle
» frische Kräuter zum Garnieren,
   gehackt

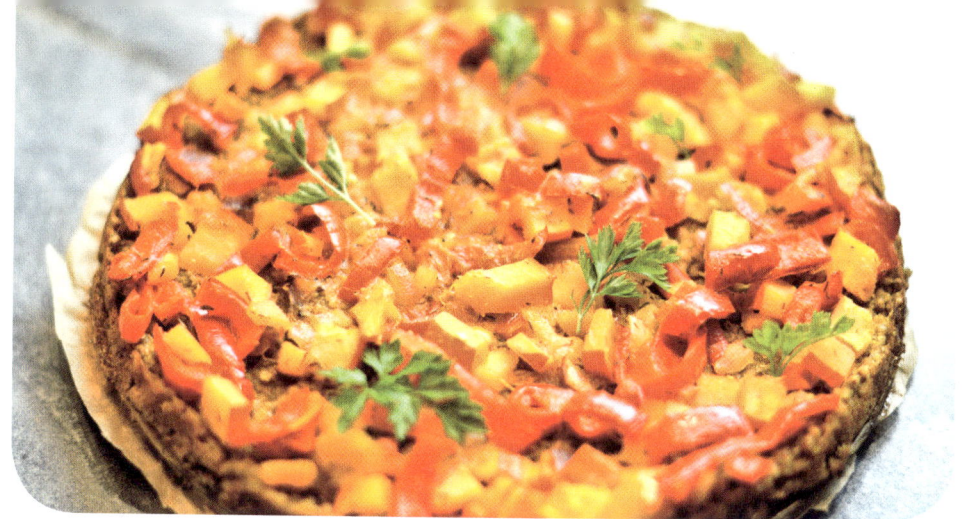

Zubereitung

Den Ofen auf 100 °C vorheizen. In der Zwischenzeit Tomaten, Zwiebel und Gewürze zusammen pürieren. Mit dem gekochten Buchweizen vermischen und mit den Händen zu einem Teig vermengen. Der Teig erhält durch den Buchweizen etwas Biss. Wenn er zu wässerig ist, teelöffelweise Buchweizenmehl untermischen.

Eine Springform mit Backpapier auslegen und den Teig gleichmäßig hineindrücken. In den Ofen stellen.

Für den Belag die Zwiebel schälen, Paprika und Kürbis von Kernen befreien und alles in feine Würfel schneiden. In etwas Wasser andünsten und mit Salz und Pfeffer abschmecken.

Nach ca. 15–20 Minuten Backzeit die Springform aus dem Ofen holen, den Belag auf dem Boden verteilen und zurück in den Ofen schieben. Für weitere 15–20 Minuten bei 100 °C garen.

Aus dem Ofen nehmen, vorsichtig aus der Form lösen und auf einem Rost ein wenig abkühlen lassen. Mit frischen Kräutern bestreuen und warm servieren.

Tipp

Diese Quiche gelingt ganz ohne Ei. Beim Dünsten des Belags nur wenig Wasser verwenden, damit er den Boden nicht durchfeuchtet.

Polenta-Pizza

Diese leckere glutenfreie Pizza schmeckt Groß und Klein und gelingt ganz ohne Käse-Ersatz.

Zutaten für 2 Bleche

Für den Boden

» 1 TL Steinsalz
» 1/2 TL Kurkuma
» 1 TL Zwiebelpulver
» 4 EL gehackter Rosmarin
» frisch gemahlener schwarzer Pfeffer
» 700 g Polenta

Für den Belag

» 5 Zwiebeln
» 5 Zucchini
» 1 Paprika
» 5 Tomaten (oder Tomatenmark, mit etwas Wasser verrührt)
» etwas Steinsalz
» frisch gemahlener schwarzer Pfeffer
» frische Kräuter zum Garnieren, gehackt

Zubereitung

Für den Teig 2 1/2 Liter Wasser aufkochen, Salz und Gewürze hineingeben und Polenta mit dem Schneebesen einrühren. Aufkochen lassen und bei niedriger Temperatur zugedeckt 20 Minuten ziehen lassen.

Zwei Bleche mit Backpapier belegen. Die fertige Polenta glatt darauf ausstreichen und ca. 1 Stunde auskühlen lassen.

Für den Belag Zwiebeln schälen und klein schneiden. In etwas Wasser glasig dünsten. Klein geschnittene Zucchini und Tomaten dazugeben, andünsten und mit Salz und Pfeffer abschmecken.

Das Gemüse auf der Polenta verteilen. In den Ofen schieben und ca. 20 Minuten bei 100 °C aufbacken. Vor dem Servieren mit frischen Kräutern bestreuen.

Tipp

Um die Entstehung von Acrylamid zu vermeiden, empfehle ich eine maximale Backtemperatur von 100 °C.

Curry-Couscous mit Zucchini

Curry und Chili verleihen diesem leichten Couscous-Gericht eine pikante Schärfe.

Zutaten für 4 Personen

» 120 g Couscous
» 1/2 TL Kurkuma
» 1 TL getrocknete italienische Küchenkräuter
» 4 Frühlingszwiebeln
» 40 g Petersilie
» 2 Knoblauchzehen
» 2 Zucchini
» Saft von 2 Limetten
» 2 gehäufte TL Currypulver
» Steinsalz und Chilipulver nach Geschmack
» 4 EL Petersilie, fein gehackt
» 1 EL Olivenöl (nach Belieben)

Zubereitung

Den Couscous in eine Schüssel geben und mit 400 ml kochendem, leicht gesalzenem Wasser übergießen. Kurkuma und italienische Kräuter unterrühren. 10–12 Minuten quellen lassen.

Die Frühlingszwiebeln in Ringe schneiden. Den Knoblauch schälen und fein hacken. Die Zucchini längs halbieren und in dünne Scheiben schneiden.

Knoblauch und Frühlingszwiebeln in einem Topf mit etwas Wasser dünsten. Zucchini dazugeben und ein paar Minuten weiter dünsten. Dann den fertigen Couscous dazugeben und etwas köcheln lassen.

Mit Limettensaft, Currypulver, etwas Salz und Chili würzen. Vor dem Servieren mit fein gehackter Petersilie bestreuen. Nach Wunsch etwas Olivenöl dazugeben.

Tipp

Couscous wird aus Weizengrieß hergestellt. Für eine glutenfreie Variante kannst du Hirse verwenden (Zubereitung siehe Seite 177 »Hirse-Kascha«).

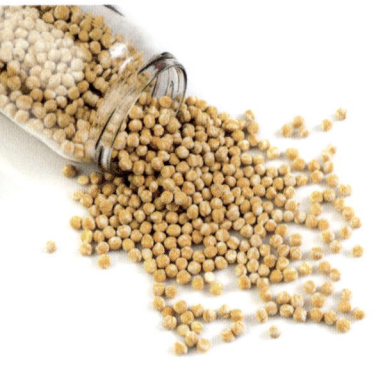

🦎 Hummus aus Kichererbsen

Dieses Rezept aus der orientalischen Küche gelingt ganz einfach und schmeckt köstlich zu gedünstetem Gemüse und als Dip.

Zutaten

» 250 g getrocknete Kichererbsen
» 2 Knoblauchzehen
» 1 Prise gemahlener Kreuzkümmel
» 1 Prise gemahlener Koriander
» 1 Bund Petersilie
» 3 EL Sesampaste (Tahin)
» Saft von 3 Zitronen
» Steinsalz (nach Belieben)

Zubereitung

Kichererbsen 40 Stunden einweichen, das Wasser oft wechseln. Anschließend abwaschen und etwa 1 Stunde weich kochen. Abgießen und beiseitestellen, etwas Wasser aufbewahren. Den Knoblauch schälen, mit den abgekühlten Kichererbsen und den übrigen Zutaten in den Mixer geben und glatt pürieren. Es muss eine geschmeidige Masse entstehen. Wenn sie zu trocken ist, etwas Kochwasser hinzufügen. Den Hummus nach Belieben mit Salz abschmecken und kühl stellen.

Tipp

Im Kühlschrank in verschlossenen Gläsern aufbewahrt, ist dieser leckere Hummus bis zu 4 Tage haltbar.

Hirse-Kascha mit Gemüse

Wie der Buchweizen ist auch die Hirse glutenfrei. Mit Gemüse aus dem eigenen Garten ergibt sie ein köstliches Sommergericht.

Zutaten für 2–4 Personen

» 1 Tasse Hirse
» 1/2 TL Steinsalz
» 1 Zucchini
» 3 Zwiebeln
» 3 Tomaten
» 1 Bund Dill
» frisch gemahlener schwarzer Pfeffer
» 1 EL Kokosöl (nach Belieben)

Zubereitung

Hirse erst warm, dann kalt waschen. Mit der doppelten Menge Wasser aufgießen, in einen Topf geben und leicht salzen. 7–10 Minuten bei mittlerer Hitze kochen und anschließend bei niedriger Temperatur ca. 15 Minuten ausquellen lassen.

Gemüse klein würfeln und in einem Topf einige Minuten mit etwas Wasser andünsten. Dill fein hacken und dazugeben. Das Gemüse mit dem Hirsebrei mischen und mit Pfeffer aus der Mühle abschmecken.

Auf die Teller geben und nach Geschmack mit etwas Kokosöl verfeinern.

Gesundheitstipp

Hirse ist nicht nur glutenfrei, sondern auch basisch und wirkt damit der Schleimbildung entgegen. Damit eignet sie sich ganz besonders als leichte Speise bei Erkältungen. Sie ist reich an Kieselsäure und Fluor und gilt damit als Schönheitsmittel für Haare, Nägel und Zähne. Neben Eisen enthält sie Calcium, B-Vitamine, Vitamin E und A.

Kartoffelsalat mit Karotten

Dieser leckere Kartoffelsalat gelingt ohne Mayonnaise und enthält wertvolle ungesättigte Fettsäuren aus der Avocado.

Zutaten für 4 Personen

- » 6 Pellkartoffeln mit Schale
- » 4 gekochte Karotten
- » 1 große Avocado
- » 1 Knoblauchzehe
- » frisch gemahlener schwarzer Pfeffer
- » Saft von 1 Zitrone
- » 1 Bund Petersilie
- » etwas Steinsalz
- » frische Kräuter zum Garnieren, gehackt

Zubereitung

Kartoffeln und Karotten in Würfel schneiden und in eine Schüssel geben. Das Fruchtfleisch der Avocado mit den übrigen Zutaten pürieren und zu der Kartoffel-Karotten-Mischung geben. Gut vermischen und 30 Minuten ziehen lassen. Mit gehackten Kräutern bestreut servieren.

Tipp

Wenn Gäste kommen, kannst du den Kartoffel-Karotten-Salat bereits am Morgen vorbereiten, gut durchziehen lassen und kühl stellen. Der Zitronensaft verhindert, dass die Avocado braun wird.

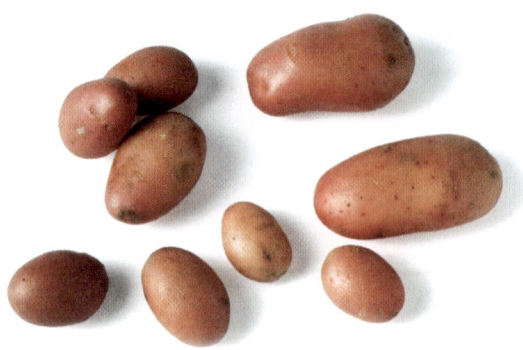

Mangold mit Vollkorn-Basmatireis

Mangold hat einen würzigen, leicht erdigen Geschmack und steckt voller Vitalstoffe. Genieße ihn mit Reis, Tamari und einem Hauch Ingwer.

Zutaten für 2 Personen

» 150 Vollkorn-Basmatireis
» 2 Karotten
» 3 Knoblauchzehen
» 1 dünne Scheibe Ingwer
» 3 Zwiebeln
» frisch gemahlener schwarzer Pfeffer
» etwas Steinsalz
» 2 EL Tamari
» eine Schüssel Mangold
» einige Spritzer Kokosöl
   (nach Belieben)

Zubereitung

Basmatireis nach der Packungsanleitung zubereiten.

Die Karotten putzen und in feine Würfel schneiden. Den Knoblauch schälen und fein hacken. Ingwer fein hacken. Die Zwiebeln schälen und fein schneiden. Die vorbereiteten Zutaten in einem Topf mit etwas Wasser, Salz, Pfeffer und Tamari 5 Minuten bei niedriger Hitze glasig dünsten. Mangold in Streifen schneiden und dazugeben. Weitere fünf Minuten dünsten, vom Herd nehmen und ziehen lassen.

Mit dem Reis auf Tellern anrichten. Nach Wunsch mit ein paar Spritzern Kokosöl verfeinern.

Gesundheitstipp

Mangold sollte am besten ganz frisch verwendet werden. Die grünen Blätter stecken voller Vitamin K sowie Vitamin A und E, Magnesium, Eisen und Kalium. Da Mangold Oxalsäure enthält, wird insbesondere Nierenkranken von übermäßigem Verzehr abgeraten (siehe Seite 74).

Sobald wir unsere Ernährung auf vegane Rohkost umstellen, beginnt unser Körper sich zu reinigen und Schlacken zu lösen. Diesen Prozess können wir durch eine bewusste Entgiftung unterstützen und damit auch die Symptome wie zum Beispiel Kopfschmerzen, Müdigkeit, Magen-Darm-Beschwerden und Gelenkschmerzen mildern.

In der Anfangszeit könnte es sein, dass du Entgiftungsreaktionen erlebst, z. B. wenn Kaffee und Brot wegfallen. Diese Umstellung schafft man am besten, wenn man genügend Wasser trinkt. Auch Tee mit Zitrone und Ingwer ist hilfreich. Die aufgeschnittene Schale einer Bio-Zitrone und ein Stück fein geschnittene Ingwerwurzel in einen Topf mit 1 Liter Wasser geben. Ein paar Minuten köcheln lassen, dann ausschalten und 15 Min ziehen lassen. In eine Thermoskanne füllen und über den Tag verteilt trinken.

Basische Bäder und Fußbäder

Basische Bäder helfen unserem Körper zu entgiften, besser durchblutet zu werden und zu entspannen. Wer nicht gern lange in der Wanne liegt, kann Hand- oder Fußbäder machen – auch das wirkt entschlackend. Fertige Basenmischungen sind in Naturkostläden, Drogerien und Apotheken erhältlich.

Sehr basisch sind Kräuterbäder. Alle Heilkräuter, die man als Tee zubereitet trinken kann, eignen sich auch für ein Bad, zum Beispiel Kamille, Brennnessel, Zitronenmelisse, Schachtelhalm, Lindenblüten, Salbei, Ringelblumen oder Rosmarin. Fichten-, Tannen- und Zedernnadelbäder wirken wohltuend und unterstützen den Körper in seinem Entgiftungsprozess. Die enthaltenen Pflanzenstoffe und ätherischen Öle tun Haut und Seele gut, denn die duftenden Kräuter haben eine tiefe Wirkung auf unser gesamtes System. Wir kommen wieder in Verbindung mit der Natur und verweben uns fester in die Matrix des Universums. Verwende möglichst keine Fertig-Badezusätze, denn sie enthalten oft Zusatzstoffe, die den Körper belasten. Besser ist, du bereitest deine Zusätze selbst zu, ohne Seife, Farbstoffe und künstliche Aromen.

Übergieße für ein Vollbad 1–2 Handvoll frische oder getrocknete Kräuter mit kochendem Wasser und lasse sie mindestens 20 Minuten ziehen.

Bitte denke auch daran, deine Badewanne nur mit Naturmitteln zu putzen, damit keine Chemikalienreste in dein Badewasser gelangen. Ich putze mein Bad mit Soda (Kaisernatron). Denke immer daran: Was du nicht essen kannst, darf auch nicht auf deine Haut kommen!

Mein Tipp

Ein Soda- bzw. Natronbad entsäuert den Körper, macht die Haut wieder weich und klar und ist hilfreich bei Gelenkschmerzen. Für ein Vollbad benötigst du 500 g Speisesoda und 2 kg naturbelassenes Stein- oder Meersalz. In warmem Wasser auflösen und 30 bis 40 Minuten darin entspannen.

Die Nierenfunktion anregen

Kalte Füße können nicht nur ein Signal für niedrigen Blutdruck, Anämie oder eine schlechte Durchblutung, sondern auch für eine gestörte Nierenfunktion sein. Ein Fußbad kann die Nierenfunktion anregen und unterstützt den Abtransport von Schlacken aus dem Gewebe.

Dazu brauchst du Schachtelhalmkraut, das du in der Apotheke kaufen oder in der Natur sammeln kannst, eine gefüllte Wärmflasche, eine Fußbadewanne und einen Wasserkocher mit heißem Wasser.

Für das Fußbad 2–3 EL Schachtelhalmkraut mit einem Liter kochendem Wasser überbrühen und 10 Minuten ziehen lassen. Danach abseihen, ca. 50 Milliliter in eine Teetasse geben, mit kochendem Wasser verdünnen und als Tee trinken. Den restlichen Aufguss in die Fußbadewanne gießen und kaltes Wasser dazugeben, bis die Temperatur für dich angenehm ist. Schalte dir eine ruhige Musik ein, setze dich bequem in einen Sessel, halte einen Wasserkocher mit heißem Wasser bereit und stelle die Füße in das Fußbad. Lege die Wärmflasche auf Höhe der Nieren in deinen Rücken. Entspanne dich, trinke den Schachtelhalmtee und gieße immer wieder etwas heißes Wasser in dein Fußbad, um die Temperatur konstant zu halten. Konzentriere dich auf deine Nieren, schicke ihnen deine Liebe, deinen Dank. Spüre, wie das heiße Wasser deine Füße erwärmt, dich tief entspannt und alle Energiestaus löst. Alles kommt in Fluss, du lässt los, und die Heilung kann beginnen.

Die Nasendusche – deine tägliche Entgiftungskur

Die Nasendusche ist eine altbewährte Methode, die Entgiftung des Körpers, insbesondere der Lungen zu unterstützen. Sie befreit Nase und Nebenhöhlen nicht nur von Schleim, sondern auch von Giftstoffen, die durch das Atmen in die Atemwege gelangen. Darüber hinaus steigert sie die Energie in der Lunge und im gesamten Körpersystem.

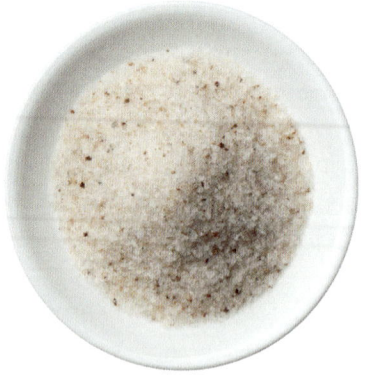

Um deine Nase tief zu reinigen, brauchst du eine spezielle Nasenduschkanne, auch Netikanne genannt, die im Reformhaus oder in der Apotheke erhältlich ist, sowie Steinsalz. Bitte verwende kein Kochsalz und auch kein Meersalz. Löse etwas Steinsalz in warmem Wasser auf, sodass es angenehm salzig schmeckt, und fülle es in die Netikanne. Lass das Wasser in ein Nasenloch hinein- und aus dem anderen wieder herausfließen. Wechsle dann die Seiten. Anschließend kann man die Nasengänge sanft mit etwas Kokos-, Sesam-, oder Mandelöl einschmieren.

Die Nasendusche sollte am besten morgens gleich nach dem Aufwachen angewendet werden. Sie gehört genauso zur täglichen Routine wie das Zähneputzen und das Abschaben der Zunge.

Zeolith

Zeolithe sind aluminiumhaltige Kieselsäuresalze, die als Pulver in Apotheken, Reformhäusern und im Internethandel erhältlich sind. Nimm regelmäßig etwas Zeolith ein, es entgiftet, gleicht den Säuren-Basen-Haushalt aus, schützt gegen freie Radikale und hilft bei Magen-Darm-Erkrankungen.

Chlorella-Algen

Chlorella-Algen gehören zu den Mikroalgen und zeichnen sich dadurch aus, dass ihre Art seit rund 2 Millionen Jahren überlebt hat. Sie enthalten die höchste Konzentration an Chlorophyll, die bisher bei Pflanzen nachgewiesen wurde. Die entgiftenden Eigenschaften verdanken wir dem Mix aus Carotinoiden, Glycoproteinen und Sporopollein aus der Zellwand. Chlorella-Algen haben eine reinigende Wirkung auf das Blut und helfen uns, den Darm von Schlacken zu befreien. Nimm sie regelmäßig oder auch als Kur ein.

Darmreinigung

Ein Wassereinlauf hilft, den Darm zu reinigen und von tief sitzenden Verhärtungen und Schlacken zu befreien. Dazu benötigst du einen Irrigator, einen Behälter mit Schlauch und Einlaufrohr, der in der Apotheke oder im Internethandel erhältlich ist.

Fülle den Behälter mit lauwarmem Wasser, vorzugsweise mit etwas Steinsalz versetzt, oder mildem Kräutertee. Die Wassertemperatur sollte nicht mehr als 40 °C betragen. Fette das Einlaufrohr mit etwas Kokos-, Sesam-, Sonnenblumen- oder anderem Speiseöl ein (bitte keine Vaseline verwenden). Hänge den Behälter erhöht auf, zum Beispiel am Handtuchhalter, und nimm eine für dich angenehme Position auf den Knien oder in der Seitenlage ein. Dann führe das Einlaufrohr in den After ein. Lass das Wasser laufen, solange es sich angenehm für dich anfühlt. Wenn du es nicht mehr halten kannst, schließe das Einlaufrohr und benutze die Toilette. Du kannst diese Prozedur mehrmals wiederholen, bis dein Darm ganz rein ist.

Nach dem Wassereinlauf hat man ein unglaubliches Befreiungsgefühl und spürt einen Energiezuwachs.

Wichtig: Bei Verdacht auf einen Darmverschluss niemals einen Einlauf verwenden, sondern sofort den Arzt aufsuchen!

Minieinläufe mit Öl

Öleinläufe wirken sehr heilend auf den Darm und sind besonders für unruhige, nervöse Menschen geeignet. Sie sind hervorragend bei trockenem Darm, unregelmäßigem Stuhlgang und auch bei trockener, rissiger Haut. Ich empfehle spezielle ayurvedische Öle oder Speiseöle in guter Qualität, wie Sesam- oder Olivenöl. 80–100 Milliliter Öl reichen völlig aus.

Bevor du beginnst, lege eine Wärmflasche für 20 Minuten auf deinen Bauch und entspanne dich. Danach gib das warme Öl mithilfe eines Klistiers in deinen Mastdarm. Lege dich anschließend für 20 Minuten auf die linke Seite, dann 20 Minuten auf die rechte Seite und zum Schluss 20 Minuten auf den Rücken. Schaue dabei kein Fernsehen und lies auch nicht. Wenn du magst, höre eine ruhige Musik und meditiere dazu. Spüre deinen Körper und deinen Darm. Hilf deinem Körper, loszulassen. Das Öl wird größtenteils vom Körper aufgenommen und der Rest ausgeschieden.

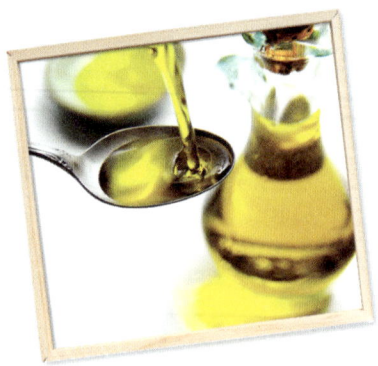

Natron zur Entsäuerung

Natron oder auch Speisesoda ist ein wunderbares Mittel zur Entsäuerung des Körpers. Löse 1/4 Teelöffel Natron in einem Glas mit warmem Wasser auf. Trinke es auf nüchternen Magen, am besten eine Woche lang als Kur. Die Entsäuerung kannst du mit Natronbädern unterstützen (siehe Tipp Seite 181).

Dampfbad /Sauna

Eine wunderbare Entgiftung für die Haut bieten Dampfbäder und Saunabesuche. Bestimmt gibt es in deiner Umgebung Wellnessangebote, die du regelmäßig nutzen kannst. Probiere aus, ob du dich in der trockenen Sauna oder Dampfbädern wie dem türkischen Bad wohler fühlst, und lasse dich öfters damit verwöhnen.

Körperpeeling

Auch mit einem Körperpeeling können wir die Haut und somit unseren ganzen Körper bei der Entgiftung unterstützen. Mische je nach Bedarf einige Esslöffel feines Steinsalz mit etwas Olivenöl und reibe deinen ganzen Körper kräftig damit ein. Einige Augenblicke einwirken lassen und mit Wasser abspülen. Die Haut ist danach seidig und schön.

Massagen

Massagen sind wunderbar wohltuend nicht nur für die Haut, sondern auch für das darunterliegende Gewebe. Ich persönlich gehe regelmäßig zur Massage und bevorzuge eine ayurvedische Ganzkörperbehandlung, die sehr entgiftend wirkt. Man kann sich aber auch selbst massieren, zum Beispiel nach einem entspannenden Bad. Nimm dafür nur reine Naturöle, die du auch essen könntest, wie Mandel- oder Olivenöl.

Leberwickel mit Schafgarbenkraut

Ein Leberwickel sorgt dafür, dass die Leber stärker durchblutet und bei ihrer wichtigen Entgiftungsarbeit unterstützt wird.

Bringe 1 l Wasser zum Kochen. Gib 4 EL Schafgarbenkraut in das kochende Wasser und lasse es 10 Minuten ziehen, danach seihe es ab. Tränke ein Handtuch darin und wringe es kräftig aus. (Vorsicht, heiß!) Lege es auf den rechten Oberbauch (Leberregion), und decke es mit einem trockenen Tuch ab. Du kannst es auch mit einem Schal fixieren. Lege darüber eine Wärmflasche und ruhe dich eine halbe Stunde mit dem Wickel aus. Die ideale Uhrzeit für einen solchen Leberwickel liegt zwischen 12 und 14 Uhr.

Fasten mit Säften

Eine Saftfastenkur hilft unserem Körper, schneller zu entgiften. Man sollte am besten nur Gemüse dazu verwenden, denn Obstsäfte enthalten zu viel Fruchtzucker. Das Gemüse kann man zusammen mit Blattgrün und Heilkräutern entsaften, zum Beispiel Karotte mit Löwenzahnblättern (siehe auch Rezepte Seite 80).

Kräutertee

Auch mit Kräutertee kann man den Entgiftungsprozess unterstützen. Besonders eignen sich hierfür Brennnessel, Löwenzahn, Koriander und Birke. Man sollte darauf achten, dass der Tee nicht zu heiß getrunken wird, sonst verursacht er Verbrennungen im Mund, in der Speiseröhre und im Magen.

Mundspülung

Spüle deine Zähne nach jedem Essen mit etwas Salzwasser (bitte kein Kochsalz, nur Steinsalz verwenden). Du kannst aus Steinsalz und etwas Wasser auch eine Sole machen und damit die Zähne putzen. Wenn du säurehaltige Lebensmittel gegessen hat, nimm 1 Teelöffel Natron bzw. Speisesoda auf ein Glas Wasser als Mundspülung.

Ölziehkur

Die Ölziehkur ist eine hochwirksame Unterstützung zur Entgiftung des ganzen Körpers. Sie reinigt gründlich den Mundraum und stärkt das Zahnfleisch. Am besten morgens vor dem Zähneputzen durchführen.

Nimm einen Schluck Sonnenblumen- oder anderes Öl und bewege es in deinem Mund umher. Kaue es und schlürfe es mindestens 3 Minuten durch die Zähne. Dann spucke es aus und wiederhole es bis zu drei Mal. Danach putze deine Zähne und schabe deine Zunge.

Einige Empfehlungen besagen, man solle das Öl bis zu 20 Minuten kauen, damit es die Gifte aus dem Körper zieht. Da man jedoch häufig kleinere Verletzungen oder Entzündungen im Mund hat, finde ich dies nicht ideal und empfehle mehrere Wiederholungen à 3 Minuten.

SCHLUSSWORT

Wir hoffen, dass dieses Buch dir ein wertvoller Wegweiser in Sachen Gesundheit und Ernährung ist. Wir wünschen dir, dass du dich mehr deinem Körper zuwendest und öfters nach innen lauschst, dass du dich bewusst um deinen Körper sorgst, ihn artgerecht ernährst und ihn liebst.

Mögen die Rezepte im Buch dir dabei helfen, deine Ernährung auf gesunde Art umzustellen. Wir hoffen, dass dir dieser Weg ebenso viel Freude bereitet wie uns.

Liebe und Licht wünschen wir dir in deinem Leben!

Lumira und Elisabeth Büttner

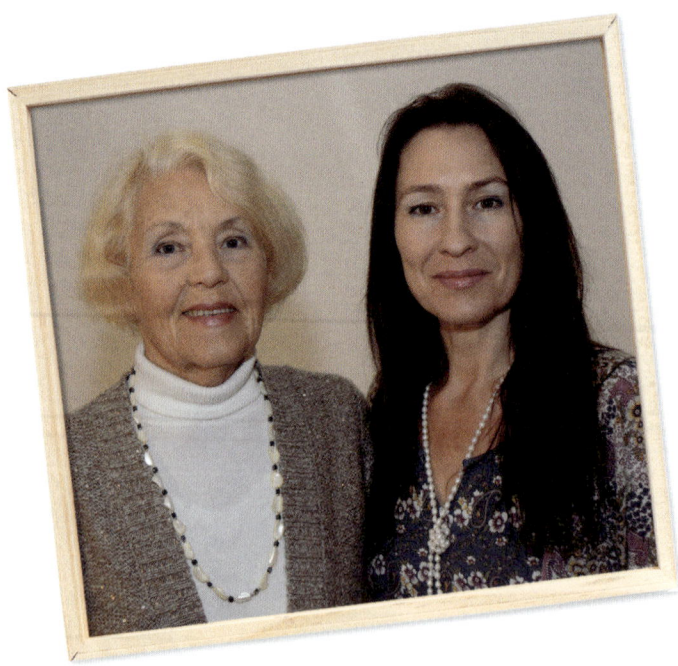

BUCHEMPFEHLUNGEN

» Michael Breckwoldt, *Der Selbstversorger Balkon: Frisch ernten und genießen*. BLV, München 2014

» T. Colin Campbell u. Thomas M. Campbell, *China Study: Die wissenschaftliche Begründung für eine vegane Ernährungsweise*. Verlag Systemische Medizin, Bad Kötzting 2011

» Ruediger Dahlke, *Peace Food: Wie der Verzicht auf Fleisch und Milch Körper und Seele heilt*. Gräfe und Unzer Edition, München 2011

» Andrea Heistinger u. Arche Noah, *Handbuch Bio-Balkongarten*. Löwenzahn Verlag, Innsbruck 2013

» Maria Kageaki, *Grassaft: Das grüne Lebenselixier*. Lichtkraft, Siegsdorf 2013

» Sandra Krautwaschl, *Plastikfreie Zone. Wie meine Familie es schafft, fast ohne Kunststoff zu leben*. Heyne, München 2012

» Werner Kühni, *Heilen mit dem Zeolith-Mineral Klinoptilolith*. AT Verlag, Aarau 2012

» Lumira, *Lass dich nicht behexen. Die besten Abwehrtechniken gegen negative Kräfte*. Heyne, München 2009

» Lumira, *Erneuere deine Zellen. Eine russische Heilerin offenbart ihr energetisches Verjüngungsprogramm*. Trinity, München 2012

» Lumira, *Die Lumi-Methode. Ein kreativer Weg zu innerer Ganzheit*. Lumira Verlag, Kaufering 2013

» Lumira, *Du bist die Quelle des Lebens. Fundamentale Werkzeuge der Erneuerung und Verjüngung*. Trinity, München 2013

» Lumira, *Roberts wundersame Heilung*. Allinti, Allschwil 2013

» Lumira, *Befreie deine Seele. Heilung durch schamanische Kinesiologie*. Schirner, Darmstadt 2014

» Lumira, *Lumiras Schönheitsbuch. Strahlendes Aussehen durch Mentalübungen und gesunde Kosmetik aus Natur und Garten*. Allinti, Allschwil 2014

» Joachim Mutter, *Grün essen! Die Gesundheitsrevolution auf Ihrem Teller*. VAK, Kirchzarten 2012

» Maria Rollinger, *Milch besser nicht*. Jou-Verlag, Trier 2013

» Galina Schatalova, *Heilkräftige Ernährung*. Goldmann, München 2006

» Galina Schatalova, *Wir fressen uns zu Tode. Das revolutionäre Konzept einer russischen Ärztin für ein langes Leben bei optimaler Gesundheit*. Goldmann, München 2014

» Gene Stone (Hg.), *Gabel statt Skalpell*. Scorpio, München 2013

» Norman W. Walker, *Frische Frucht- und Gemüsesäfte: Vitalstoff reiche Drinks für Fitness und Gesundheit*. Goldmann, München 1995

REZEPTVERZEICHNIS

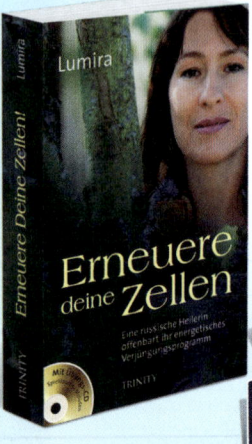
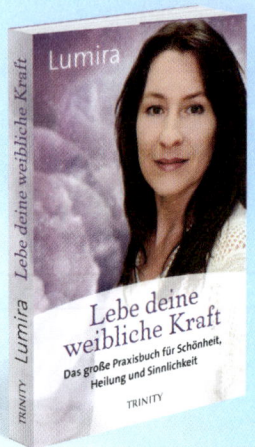
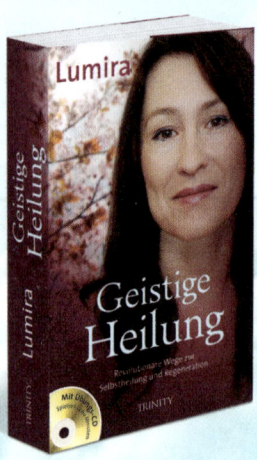
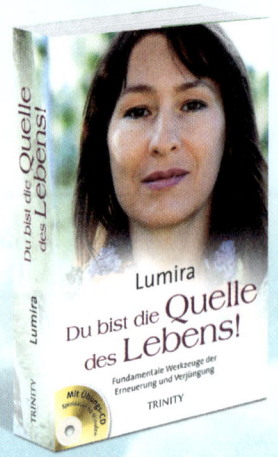
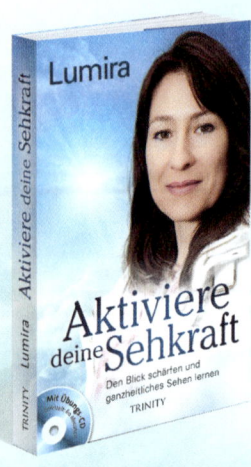